AF403149

MONOGRAPHIE

DE

LA PHLEGMATIA ALBA DOLENS

Ce travail présenté à l'Académie de médecine, le 28 avril 1843, y a donné lieu à une discussion assez vive. Ma doctrine sur la *Phlegmatia*, si elle a été défendue avec conviction, a été attaquée par quelques personnes, qui n'en connaissaient pas bien les fondements peut-être : elles trouveront ici l'ensemble des faits qui me l'ont pour ainsi dire imposée, cette doctrine, car je mets sous les yeux du lecteur toutes les pièces du procès.

Imprimerie de H. Fournier et Cᵉ, rue Saint-Benoît, 7.

MONOGRAPHIE

DE LA

PHLEGMATIA ALBA DOLENS

PAR

LE DOCTEUR C. DRONSART

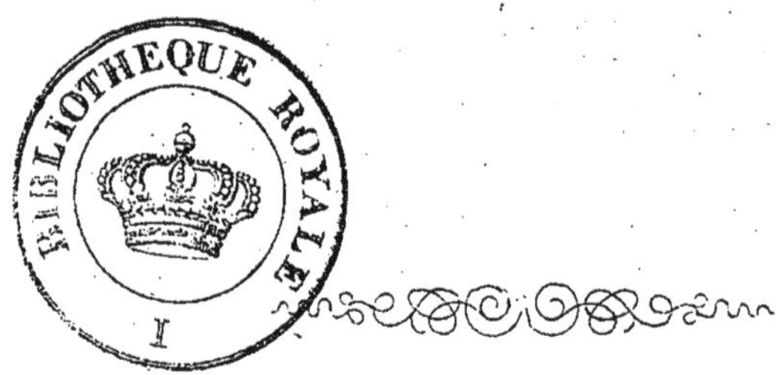

A PARIS

CHEZ J.-B. BAILLIÈRE

LIBRAIRE DE L'ACADÉMIE ROYALE DE MÉDECINE

RUE DE L'ÉCOLE DE MÉDECINE, 17

A Londres, chez H. BAILLIÈRE, 219, Regent-Street

—o—

1846

PHLEGMATIA ALBA DOLENS.

Au concours de 1826-27 pour l'agrégation à la Faculté de Paris, le sort m'avait donné pour thèse la solution de ces deux questions :

An Phlegmatiæ albæ dolentis $\begin{cases} \textit{Certa sedes ?} \\ \textit{Specialis curatio ?} \end{cases}$

Je répondis à ces questions brièvement, parce que la *Phlegmatia alba dolens* étant une maladie peu fréquente, je n'avais eu occasion de l'observer qu'un petit nombre de fois. Depuis lors, j'ai recueilli avec soin tout ce qui me paraissait s'y rattacher, et c'est le résultat de ces recherches que je viens soumettre à l'académie.

Depuis Charles White, on connaît, sous le nom de *Phlegmatia alba dolens,* un œdème qui affecte principalement les membres inférieurs ainsi que les grandes lèvres des femmes en couches, et dont les caractères essentiels sont, en général, de procéder de haut en bas, de ne pas garder l'impression du doigt, d'être douloureux, et de s'accompagner ordinairement d'une fièvre plus ou moins forte.

Mais cette maladie n'est pas particulière aux nouvelles accouchées, quoiqu'on lui ait donné le nom

1

d'*œdème des femmes en couches*. Il est bien vrai que les phénomènes qui se rapportent à la reproduction en sont les causes prédisposantes les plus ordinaires. Mais on l'observe hors de l'état de grossesse, hors de l'état puerpéral et de l'état d'allaitement; on l'observe chez l'homme comme chez la femme, et aux membres supérieurs comme aux membres inférieurs.

Excepté quelques observations publiées en Italie, tous les travaux à moi connus sur la *Phlegmatia* appartiennent à la France, à l'Angleterre et à l'Allemagne. En faut-il conclure que cette affection est plus fréquente dans les pays froids et humides que dans les contrées méridionales? Cette conclusion serait d'accord avec le fait incontesté que l'*œdème douloureux* est le plus souvent déterminé par le froid. Cependant Ant. Petit prétend qu'on l'observe plus rarement en hiver qu'en été, à cause des fautes d'hygiène qu'on se permet dans cette dernière saison.

Quant au nombre proportionnel des cas de *Phlegmatia* indiqué par les auteurs par rapport au nombre d'accouchements relevé par chacun d'eux, ou par rapport au nombre d'années de leur pratique, pour qu'il eût quelque valeur et n'induisît pas en erreur, il faudrait qu'il fût bien constaté d'abord que les observateurs se trouvaient dans des circonstances à peu près identiques; ensuite que tous les cas relatés par eux appartenaient bien à la maladie qui nous occupe. Or, ces deux conditions sont loin d'être remplies; car, outre les différences de position des observateurs, ce qui est *phlegmatia* pour les uns ne l'est pas pour les autres. Qu'on ajoute à cela qu'à Paris, par exemple, les nouvelles accouchées quittent les maisons d'accouchement le neuvième jour après la délivrance, c'est-à-dire à une époque où il n'est pas ordinaire de voir se développer l'*œdème douloureux;* de sorte qu'il est plus fréquent dans les hôpitaux ordinaires que dans ces maisons, où il semblerait devoir affluer; et l'on s'accordera, je crois, pour laisser à l'avenir l'histoire numérique de cette affection.

Quelle est la nature de la *Phlegmatia alba dolens?* quels sont ses caractères anatomiques, ses lésions cadavériques essentielles?

Mauriceau paraît être le premier qui ait fait de cette maladie une mention précise. Il en esquisse le portrait sous le nom d'*enflure des jambes et des cuisses de la femme accouchée*, et, sans se prononcer sur sa nature, il la regarde comme une métastase des lochies sur le nerf sciatique, qui s'en *abreuve quelquefois tellement, qu'il en peut rester à la femme une claudication dans la suite* (1).

Mesnard l'attribue à l'arrêt et à la coagulation de la lymphe, par suite de la plénitude des vaisseaux sanguins déterminée par la suppression des lochies (2).

Puzos, qui a donné de cette maladie une description bien supérieure à celle de Ch. White, ne laisse aucun doute sur sa nature inflammatoire, et il la considère comme un dépôt laiteux, en prenant le mot dépôt dans le sens d'infiltration (3).

Levret traite de la *Phlegmatia alba dolens* sous le nom d'*engorgements laiteux dans le bassin et aux extrémités inférieures*. Il s'exprime ainsi (4) : « Le siége « de ces engorgements est dans le tissu cellulaire qui « attache le péritoine aux parois du bassin, ou dans « le tissu cellulaire qui est interposé entre les muscles « psoas et iliaque; ou enfin, dans la duplicature des « ligaments larges, et quelquefois dans plusieurs de « ces endroits en même temps. »

(1) Trait. des Mal. des Fem. Accouch. 7ᵉ édit., p. 446.
(2) Guide des Accoucheurs. Paris 1743.
(3) Mém. sur les Dépôts Laiteux, pub. par Morisot. Paris 1759.
(4) Art. des Accouch., 3ᵉ édit., p. 169.

Il dit plus bas : « Le cordon des vaisseaux cruraux
« est aussi douloureux, pour lors, dans une grande
« partie de son trajet ; on distingue même souvent
« dans toute son étendue de petites tumeurs olivaires
« qui l'entourent çà et là.

« Il est cependant plus ordinaire de voir cet en-
« gorgement se terminer aux dépens de l'infiltration
« du tissu cellulaire qui garnit les interstices des
« muscles de l'extrémité du même côté, ensuite du
« tissu graisseux qui est sous la peau. Toutes ces
« parties deviennent alors fort œdémateuses ; mais,
« au lieu de présenter une transparence purement
« aqueuse, elles sont d'un blanc laiteux ; l'impression
« du doigt n'y reste même pas dans les commence-
« ments, mais seulement lorsque cette tuméfaction
« continue longtemps Cet engorgement s'annonce
« d'abord par une tension extrêmement douloureuse
« à la cuisse, etc., etc. Le lendemain ou surlendemain,
« la jambe se trouve ordinairement attaquée de la
« même tension, etc., etc. »

On voit par cet extrait, un peu long peut-être,
mais nécessaire pour faire bien connaître l'opinion
de Levret ; on voit que, pour cet auteur, l'affection
qui nous occupe est bien certainement de nature inflammatoire, mais qu'il en place le siége principal,
le point de départ dans le bassin, et qu'il ne fait ainsi
qu'une maladie de ce qui a été décrit par Puzos sous
les noms distincts de dépôt laiteux sur la cuisse,
dépôt laiteux dans l'hypogastre.

Sauvages, dans sa *Nosologie méthodique*, Van
Swiéten, dans ses *Commentaires sur Boërhaave*, ne
font que répéter ce qui a été dit à ce sujet par leurs
devanciers, et surtout par Levret.

Astruc (1) attribue ce qu'il appelle le lait ré-

(1) Traité des Mal. des Femmes, p. 453.

pandu, ou les dépôts de lait, à l'épaississement de la lymphe par le lait. Voici ses expressions :

« Mais si le lait passe dans le sang en grande abon-
« dance, ou que celui qui y passe soit fort épais, la
« lymphe qui en sera chargée sera si épaisse, qu'elle
« ne pourra point traverser les glandes conglobées,
« qu'elle s'arrêtera dans la cavité de leurs cellules,
« qu'elle les gonflera, et gonflera par conséquent le
« corps des glandes; et voilà la cause des engorge-
« ments laiteux, etc. »

Il ajoute : « Communément ces engorgements ne
« sont qu'œdémateux, parce qu'il n'y a que le cours
« de la lymphe qui soit intercepté, quand les glandes
« engorgées se gonflent lentement; mais ils devien-
« dront phlegmoneux, si le gonflement des glandes
« est assez prompt pour comprimer fortement les
« vaisseaux sanguins qui sont autour, et pour gêner
« la circulation du sang. »

Ainsi Astruc est le premier qui ait fait jouer au système lymphatique un rôle important dans la production de la *Phlegmatia alba dolens.*

Raulin, qui écrivait quelques années après Astruc, n'a pas fait faire de progrès à l'histoire de cette maladie. Il se borne à dire que les dépôts laiteux se forment ou bien dans le tissu cellulaire, ou dans les glandes (1).

Nous arrivons à Ch. White. C'est en 1784 que ce médecin anglais publia son traité de la *Phlegmatia alba dolens* (2). Dans une courte revue des opinions professées jusqu'à lui sur cette maladie, l'auteur cite une note de Cruikshanc (extraite des leçons de Hunter), où ces deux hommes célèbres rejettent la théorie des dépôts laiteux et celle du rhumatisme, mais sans

(1) Traité des Mal. des Femmes en Couche, p. 318.

(2) An Inquiry into the nature and cause of that swelling in one or both of the lower extremities, etc.

en proposer une nouvelle. On y voit, de plus, que le docteur Denman n'admettait pas non plus que l'œdème puerpéral dépendît d'un dépôt de lait, et qu'il le croyait déterminé par une affection de tout le système lymphatique des extrémités. Quant à White, il regarde la *Phlegmatia alba dolens* comme causée par l'obstruction des vaisseaux lymphatiques du bassin. Il pense que, par suite d'une pression trop forte exercée sur ces vaisseaux par la tête de l'enfant pendant l'accouchement, leurs parois se sont déchirées, et que la cicatrisation des déchirures entraîne le rétrécissement, si ce n'est l'obstruction des vaisseaux. Pour White, par conséquent, il n'y a pas de *Phlegmatia* aux membres supérieurs.

Doublet (1) considère ce qu'il appelle infiltrations laiteuses des extrémités inférieures comme une terminaison de la fièvre puerpérale, et place la cause de ces infiltrations dans les vaisseaux lymphatiques; mais il ne précise pas autrement son opinion.

En 1792, Ch. Brandon Trye publia sur la *Phlegmatia alba dolens* un écrit fort estimé, où il rapporte cette affection à l'inflammation des ganglions lymphatiques iliaques externes et internes. Il croit pourtant que la maladie peut être déterminée par la seule inflammation et l'obstruction consécutive des radicules lymphatiques du bassin (2).

Ferriar y voit une inflammation des vaisseaux lymphatiques eux-mêmes (3).

Antoine Petit ne paraît pas avoir connu ce que les étrangers avaient écrit avant lui sur ce sujet. Il adopte la dénomination de dépôts laiteux, et il les regarde comme de véritables phlegmons, avec cette diffé-

---

(1) Nouvelles Recherches sur la Fièv. Puerpérale, p. 346.

(2) An Essay on the swelling of the lower extremities incident to lying in woman. London, 1792.

(3) Medical Histor. an ! reflect. London, 1798, v. III, p 112.

rence que, « dans le phlegmon laiteux, il y a beaucoup de vaisseaux lymphatiques engorgés, et peu de sanguins, tandis que dans le phlegmon ordinaire, » etc. (1).

Dans son essai sur la *Phlegmatia alba dolens*, le docteur Hull, après avoir discuté les opinions de ses prédécesseurs, s'arrête à la suivante, que je reproduis littéralement (2) :

« La cause prochaine de la maladie consiste en une « affection inflammatoire, qui produit subitement une « effusion considérable de sérum et coagule la lymphe « des vaisseaux exhalants dans le tissu cellulaire du « membre. Le siége de l'inflammation est, selon moi, « dans les muscles, dans le tissu cellulaire et la face « interne de la peau (*inferior surface of the cutis*). « Dans certains cas, peut-être, l'inflammation pour- « rait se communiquer de ces parties aux gros vais- « seaux sanguins, aux nerfs, aux vaisseaux et aux « ganglions lymphatiques. »

A la même époque (en 1800), Callisen écrivait que la *Phlegmatia alba dolens* est causée tantôt par le défaut de sécrétion de lait ou par sa résorption, tantôt par l'arrêt des lochies, tantôt, enfin, par une affection (Labe) du système lymphatique (3).

L'histoire de la *Phlegmatia alba dolens* en était là lorsque M. Allard fit imprimer sa monographie de l'*Elephantiasis*. M. Allard fait une critique fort judicieuse de l'ouvrage de White; il compare la *Phlegmatia* à l'*Elephantiasis*, et regarde ces deux affections comme produites par une inflammation du système lymphatique (4).

(1) Trait. des Mal. des Femm. en couche, rédigé sur les Lec. d'Ant. Petit, par MM. Baignéris et Pinel.

(2) Essai sur la *Phlegm. alb. dol.* Manchester, 1800.

(3) Principia Chirurgiæ, vol. 2, p. 119.

(4) Hist. d'une Malade particul. au système lymph. Paris, 1806, pag. 250.

Cette opinion fut généralement adoptée jusqu'à ces derniers temps par les auteurs français. Ainsi, Gardien (1), Mercier (de Rochefort) (2), MM. Capuron (3), Boyer (4), n'ont guére fait que reproduire et appuyer de nouveaux raisonnements ou d'observations la théorie de M. Allard, qui n'est, au reste, comme nous l'avons vu, que celle de Trye et de Ferriar.

Et ce n'était pas seulement en Angleterre et en France que cette doctrine était professée, elle l'était à Stockholm en 1815 par le docteur Westberg dans un mémoire inséré parmi les dissertations de la société des médecins suédois (5) : elle l'était également à Berlin, en 1817, par Hufeland (6), et à Leipsick, en 1819, par le docteur Casper.

Cependant, en 1812, la question n'était pas jugée pour le professeur Boër (de Vienne), lequel s'exprime ainsi : « Morbum hunc vulgò à fortiori vel subitâ vel « diutinâ pressione repetunt, quam caput fœtus vel « obstetricans manus, vel instrumento uspiam in ner- « vos pelvis fecerit. Sed post facillimum etiam et expe- « ditum partum irruit. Num causam fortè in resor- « bentibus vasis quæres ? In primâ materiâ lactis ? In « turbatis lochiis vel regresso intùs sudore (7) ? »

Un de ses anciens élèves, le docteur Albers (de Brême), ne partage plus, en 1817, le doute et l'incertitude de Boër : il considère la *Phlegmatia alba do-*

---

(1) Trait. d'Accouch., de Malad. des Femmes, etc. Paris, 1807, pag. 369.

(2) Obser. d'eng. des memb. abdom. Journ. génér. de Médec., t. xxxv, p. 256.

(3) Trait. des Mal. des Femmes. Paris, 1817, p. 551.

(4) Trait. des Mal. Chirurg. Paris, 1831, p. 47.

(5) Svenska Lakare Sallskapets Handlingar, 2 B 2 s, 35, Haftet, Stockh., 1845.

(6) Journal der practischen Heilkunde, 11 Stück, Februar, Berlin 1817.

(7) Naturalis Medecinæ Obstetriciæ. Vienne, 1812.

lens comme une affection des nerfs de la cuisse résultant de l'acuité des douleurs pendant l'accouchement (1). On voit qu'Albers ne tient pas compte des paroles de son maître, *post facillimùm etiam et expeditum partum irruit*, et que pour lui il n'y a pas de *Phlegmatia* aux membres supérieurs.

C'est au milieu de ces opinions plus ou moins divergentes qu'un médecin anglais, M. David Davis, sans doute sous l'impression des belles expériences de M. Magendie, sur l'absorption veineuse, et de la sanction que venaient donner à sa théorie les observations si importantes de M. Bouillaud, lut à la société médicale et chirurgicale de Londres un mémoire plein d'intérêt sur le sujet qui nous occupe. M. Davis croit que « la cause prochaine de la *Phlegmatia alba* « *dolens* est une inflammation d'une ou de plusieurs « veines principales du bassin ou des environs, la-« quelle produit une augmentation d'épaisseur de « leurs tuniques, la formation de fausses membranes « dans leur intérieur, la coagulation graduelle de leur « contenu, et parfois la suppuration destructive de « leurs membranes; d'où il résulte une telle diminu-« tion du diamètre de ces vaisseaux que la circulation « y est devenue impossible (2). » Plusieurs cas d'anatomie pathologique fort bien décrits, la plupart représentés dans de belles planches, accompagnent ce travail, qui fera époque.

Un an après, M. Velpeau soumettait à l'Académie de médecine l'opinion suivante (3) :

1° Le gonflement aigu des membres abdominaux chez les femmes en couche reconnaît pour cause,

(1) Journal de Hufeland, 1817. Loco citato.

(2) An Essay on the proximate cause, etc. Médico-Chirurgic. Transactions, vol. XII, p. 419. Lond. 1823.

(3) Recherches et Observ. sur la *Phlegm. alb. dol.* Arch. Général. de Médec., tom. 6, p. 220.

dans quelques cas au moins, une inflammation des symphises du bassin ou des veines;

2° D'un autre côté, les accidents observés sur le vivant se rapporteraient aussi bien à une lésion grave des veines profondes qu'à celle des lymphatiques;

3° Jusqu'à présent il reste encore à démontrer que ces derniers organes soient véritablement la cause du *Phlegmatia alba dolens*;

4° Des maladies de nature tout à fait différente ont été rangées sous le même titre; et c'est là ce qui a pu en imposer, et contribuer à répandre la confusion sur cet objet, d'ailleurs assez obscurément décrit par un grand nombre de médecins.

Cette opinion était, pour M. Velpeau, l'interprétation de trois observations avec autopsie cadavérique qui font la base de son mémoire.

Dans le rapport que fit à l'Académie la commission chargée d'examiner ce mémoire, M. Andral fils dit : « Cet engorgement (la *Phlegmatia*), bien différent de l'engorgement tout mécanique qui survient quelquefois pendant le cours de la grossesse, n'est pas, dans la plupart des cas, une simple infiltration séreuse; c'est un *véritable phlegmon*, ainsi que le prouvent soit les causes, soit les symptômes et la marche de la maladie, soit la nécroscopie. Plusieurs auteurs ont effectivement signalé comme une lésion ordinaire dans ces espèces d'engorgements, des foyers purulents soit dans le membre tuméfié, soit dans le bassin. »

Presque à la même époque, M. Dugès faisait imprimer (1) un mémoire dans lequel, s'étayant des paroles citées plus haut de Mauriceau et de Boër (de Vienne), il établit que la *Phlegmatia alba dolens* n'est autre chose qu'une névrite. Ce travail, où Albers n'est

(1) Revue Médicale, tom. 3, pag. 157 et 408.

point nommé, est suivi à quelque distance d'une note sur la distinction que l'auteur formule entre la névrite et la phlébite.

En 1825, Pfeiffer, dans l'intention fort louable, sans doute, de concilier toutes les opinions, admit quatre espèces de *Phlegmatia* : 1° *Phlegmatia venosa ;* 2° *Phlegmatia nervosa ;* 3° *Phlegmatia rhumatica ;* 4° *Phlegmatia lymphatica* (1).

En 1826, Reuter (2) et Hemly ne voyaient, comme Leake, dans cette maladie, qu'une inflammation rhumatismale.

Dans l'article *OEdème des nouvelles accouchées* du *Dictionnaire de médecine* en 21 volumes (3), M. Rayer regarde d'abord cette affection comme une hydro-phlegmasie du tissu cellulaire ; mais, plus loin, il dit que c'est « une inflammation complexe qui attaque à la fois plusieurs des tissus élémentaires des membres, et spécialement le tissu cellulaire, les vaisseaux et les ganglions lymphatiques. »

On trouve, dans le journal de Siebold, depuis l'année 1827 jusqu'à 1836 inclusivement, plusieurs mémoires sur la *Phlegmatia alba dolens*, qui méritent d'être analysés ; c'est à l'obligeance de M. le docteur Ant. Danyau que j'en dois la communication.

1° Un mémoire de M. Hugh Fraser, médecin écossais, qui considère la *Phlegmatia* comme une modification du *Phlegmon diffus* (diffusa cellular inflammation). A ce travail est jointe une observation avec nécroscopie, qui sera examinée plus bas (4) ;

2° Un cas de *Phlegmatia*, sans détails quant aux

---

(1) Dissertat. de Phlegmatiâ albâ. Marburgi, 1825.

(2) Dissert. de Phlegmat. albâ. Berol, 1826.

(3) Tom. xv, p. 249.

(4) Siebold's Journal, tom. vii, p. 647. *Siebold* a lui-même emprunté ce mémoire au journal d'Edimbourg.

symptômes pendant la vie, mais accompagné des résultats de l'examen cadavérique. Cette observation est comprise dans le compte-rendu de la clinique d'accouchement de Strasbourg, par le docteur J.-A. Stoltz (1).

3° Un mémoire du docteur C. Boëhr, qui, après avoir résumé la plupart des opinions émises sur le siége de la maladie, adopte celle de M. D. Davis.

A la suite du mémoire de M. Boëhr viennent quelques remarques de l'éditeur du journal. M. Siebold se range à l'opinion de Trye, Ferriar, Alard, etc.; mais il ne croit pas que la maladie est locale, il pense que tout le système lymphatique y participe plus ou moins. Une observation avec nécroscopie est donnée en preuve de la vérité de cette théorie : nous l'examinerons (2).

4° Un mémoire du docteur Godwarn. Pour M. Godwarn, la *Phlegmatia* est une affection des nerfs de l'utérus, inflammatoire sans doute, mais d'une nature spéciale propre à l'utérus et différente des autres inflammations (3).

5° Une observation du docteur Ammon (de Dresde) à l'appui de l'opinion de Trye et Ferriar, et que je reproduirai plus bas (4).

6° Un mémoire du docteur Hermann Vezin. L'auteur, dans un appendice à ce travail, cite deux observations (dont une avec nécroscopie) de Behre (d'Altona) qui regarde la *phlegmatia* comme dépendant d'une phlébite. Le docteur Vezin ne nie pas l'existence de la phlébite, laquelle est établie par des faits incontestables; mais, suivant lui, si la phlébite

(1) Même vol. du Journal, p. 974.
(2) Siebold's Journal, v. VII, p. 420,
(3) Même Journ.,v. VIII, p. 905.
(4) Idem, v. VIII, p. 909.

est la cause de la mort, il ne s'ensuit pas qu'elle soit nécessairement la cause prochaine de la maladie (1).

7° Un mémoire de Neumann, qui voit dans la *Phelgmatia* une inflammation de l'aponévrose *fascia lata*, et, comme produit de cette inflammation, la sécrétion d'un fluide lactescent et coagulable (2).

8° Une observation intéressante rapportée par le docteur Ricker (de Hadamar). M. Ricker n'émet pas d'opinion sur le siége de la maladie (3).

9° Un mémoire du docteur Pétreuz, qui après avoir rappelé la dissidence d'opinions soulevée par la *Phlegmatia*, semble ne reconnaître à cette affection que deux causes, l'inflammation des vaisseaux lymphatiques et l'inflammation des veines, et pense qu'elle peut se présenter sous l'une ou l'autre de ces deux formes, quelquefois même sous toutes les deux à la fois (4).

Hosack (5) pense que dans la *Phlegmatia* tous les tissus de la cuisse sont affectés.

Lobstein (6) donne à cette maladie le nom de Hydrophlogose cellulaire des femmes en couche, et il rapporte à l'appui de l'opinion qu'indique suffisamment cette dénomination, une observation avec nécroscopie.

Un accoucheur anglais, M. Robert Lee, a consacré le chapitre V d'un ouvrage publié en 1833, à l'étude de la *Phlegmatia*. J'aurai fait connaître son opinion sur la nature et le siége de cette affection en disant qu'il propose de substituer le nom de phlébite

---

(1) Siebold's Journal, v. xi, p. 288.
(2) Idem, v. xi, p. 253.
(3) Idem, v. xi, p. 494.
(4) Idem, v. xv, p. 595.
(5) Horn's Archives, etc., 1831, vol. iv.
(6) Anatomie pathologique, tom. ii.

crurale à ceux sous lesquels on la désigne aujour-d'hui (1).

On lit dans l'article phlébite du dictionnaire de médecine et de chirurgie pratiques (2) le paragraphe suivant écrit par M. Cruveilher en 1834 :

« La phlébite avec œdème est généralement dési-
« gnée sous le nom d'*OEdème douloureux*, d'*OEdème*
« *actif*, de *Phlegmatia alba dolens*. Elle survient le
« plus ordinairement chez les femmes en couches et
« se manifeste presque toujours dans les membres
« abdominaux. Je l'ai cependant quelquefois observée
« à la Maternité dans les membres supérieurs. »

M. Bouillaud, à l'article *Phlegmatia alba dolens* du même dictionnaire (3), résume ainsi son opinion sur la nature et le siége de la maladie :

« Il n'est plus permis de révoquer en doute l'exis-
« tence d'un obstacle à la circulation veineuse des
« membres abdominaux dans la *Phlegmatia alba*
« *dolens*, obstacle dû le plus souvent à la coagulation
« du sang des veines de ces membres frappées d'in-
« flammation aiguë. »

« L'inflammation des vaisseaux lymphatiques a été
« constatée un assez grand nombre de fois dans les cas
« de *Plegmatia alba dolens*. White, Trye et quelques
« autres se sont évidemment trompés en attribuant
« exclusivement cette maladie à une lésion du système
« lymphatique. Bien plus, la lésion de ce système,
« quand elle existe, ne joue réellement qu'un rôle
« secondaire dans la production des phénomènes qui
« constituent la *Phlegmatia alba dolens*. Il importe
« donc sans doute de tenir compte de cette lésion, mais
« en ayant soin de ne point en exagérer l'influence. »

(1) Researches on the pathology and treatment, etc. Lond. 1833, pag. 116.

(2) Tom. XII, p. 670.

(3) Idem, p. 686.

« Il est un autre élément qu'il ne faut pas négliger
« entièrement dans l'histoire de la *Phlegmatia alba*
« *dolens*, savoir, l'inflammation ou la simple com-
« pression des nerfs du bassin et des membres infé-
« rieurs. M. Dugès a prouvé par des faits, etc., etc. »

J'ai exposé plus haut l'opinion de M. Dugès.

En 1835-36 la société royale de médecine de Bor-
deaux a couronné un mémoire sur la *Phlegmatia*, du
docteur Cornélius Smeets, dans lequel l'auteur paraît
considérer la maladie comme une inflammation dif-
fuse du tissu cellulaire, et dans cette inflammation,
les vaisseaux capillaires exhalants comme principalement affectés. « Du tissu cellulaire la phlegmasie peut,
dit-il, se transmettre aux veines, aux vaisseaux lymphatiques, aux artères. »

Dans la collection des thèses de la Faculté de Paris,
il en est quelques-unes qui ont la *Phlegmatia* pour
sujet :

1° L'année 1827 en contient une de M. Leclerc (1).
Ses conclusions, résultant du rapprochement de tout
ce qui est connu de l'auteur sur la maladie, sont
qu'on doit regarder la *Phlegmatia alba dolens*
comme une phlegmasie ordinairement complexe,
ayant le plus souvent son siége dans le système lymphatique, etc.

2° Dans l'année 1828, on trouve celle de M. Friponel (2). M. Friponel n'a pas plus que M. Leclerc
de matériaux originaux pour l'histoire de la *Phlegmatia* ; mais il analyse avec méthode et habileté la
plupart des travaux publiés sur cette affection, et
finit par en placer le siége dans les vaisseaux lymphatiques, tout en avouant pourtant *qu'un grand
nombre d'observations de phlegmasie blanche, rapportées comme telles, ne sont que des phlébites.*

(1) Collect. des thèses souten. à la Faculté de Paris, n° 198 (1827).
(2) Idem, n° 234 (1828).

3° Sous le titre de *l'OEdème des membres infé-rieurs chez les femmes affectées de cancer de l'uté-rus* (1), M. Olivieri, ancien interne des hôpitaux , a fait faire un pas de plus à l'histoire de la *Phlegmatia.* Sa thèse, dont le plus bel éloge est de dire qu'il n'y a pas un mot à en retrancher, contient sept observa-tions avec nécroscopie; l'auteur en a tiré les con-clusions suivantes :

« L'œdème des membres inférieurs chez les femmes « affectées de cancer à l'utérus est occasionné, le « plus souvent, par l'oblitération des veines. »

« Cette oblitération est l'effet d'une phlébite , « comme l'attestent les symptômes et les lésions ana-« tomiques. »

« Quant à la phlébite, l'extension de l'inflamma-« tion par continuité de tissu doit quelquefois la pro-« duire; mais, dans un grand nombre de circons-« tances, on aura besoin, pour expliquer son déve-« loppement, de recourir à l'inflence de la cachexie « cancéreuse. (2) »

4° Une partie de la thèse de M. Bouillon-Lagrange, soutenue en 1839, traite de la *Phlegmatia.* Cet an-cien interne des hôpitaux dit avoir eu trois fois oc-casion d'observer la maladie; mais il ne rapporte pas ses observations et il se borne à discuter la plupart des opinions des auteurs. Voici celle à laquelle il pa-raît s'arrêter : « L'opinion vers laquelle je pencherais, « s'il fallait se prononcer, serait de considérer la ma-« ladie comme une hydro-phlegmasie du tissu cellu-« laire , souvent compliquée d'inflammation du sys-« tème lymphatique. »

5° Ce que je viens de dire de M. Bouillon-Lagrange s'applique tout à fait à la thèse du docteur Pa-

(1) Idem , n° 120 (1835).
(2) Collect. des thèses de Paris, n° 220 (1839).

nien (1), excepté que ce dernier a fait un tableau plus complet de l'état actuel de la science sur la *Phlegmatia*. Je cite son dernier paragraphe :

« Ainsi donc, ici comme dans le phlegmon diffus, « fluxion inflammatoire dans le réseau capillaire du « tissu cellulaire, exhalation d'une lymphe lactes- « cente et puriforme dans les mailles de ce tissu, com- « pression et inflammation par contiguïté des autres « éléments du membre, vaisseaux lymphatiques, « veines, nerfs, face profonde de la peau, etc., quelque- « fois foyers purulents, dont la résorption peut infecter « le sang ; telles sont nos idées sur la pathogénie de « la *Phlegmatia alba dolens*. »

Enfin le docteur Gérhard a soutenu, à Strasbourg, en 1835 (2), une bonne thèse où l'on trouve indiqué ou exposé fidèlement et méthodiquement presque tout ce qui avait été écrit avant lui sur la maladie qui nous occupe, principalement en Allemagne. M. Gérhard ne donne aucune observation qui lui soit propre ; mais il discute les opinions des autres, et il s'arrête à penser que la *Phlegmatia* est une inflammation dont le tissu cellulaire est le siége, et dont les capillaires sont les organes immédiats.

Tels sont les travaux que des recherches, suivies avec zèle (3), m'ont fait connaître sur la *Phlegmatia* ; telles sont les sources d'où une discussion impartiale doit faire sortir les principaux éléments d'une conviction sur la nature et le siége de cette maladie.

Toutes ces opinions, qui diffèrent plus ou moins entre elles, peuvent se réduire à cinq :

(1) Collect. des thèses de Paris, 1 juillet 1841.

(2) Collect. des thèses soutenues à la Faculté de Strasbourg, 23 mars 1835.

(3) Si quelques autres travaux ont échappé à ces recherches, je prie leurs auteurs de me le pardonner, et surtout de ne pas attribuer à un sentiment blâmable ce qui ne serait que le fait de mon igno- rance.

La première, ne s'appliquant qu'à *l'œdème douloureux des femmes en couches*, attribuait tous les
phénomènes morbides au transport des lochies ou
du lait sur les membres inférieurs ;

La seconde les rapporte à un embarras ou même
à un arrêt dans la circulation de la lymphe à travers
les organes qui lui sont affectés, que l'obstacle
dépende d'une rupture préalable ou d'une inflammation.

La troisième ne voit dans la *Phlegmatia* qu'une
inflammation phlegmoneuse plus ou moins étendue.

La quatrième considère cette maladie comme une
affection des nerfs.

Dans la cinquième doctrine enfin, la *Phlegmatia*
dépend d'une inflammation des troncs veineux.

Examinons ces diverses doctrines et la valeur des
faits qu'elles citent en leur faveur.

PREMIÈRE DOCTRINE. — Tant de réfutations ont été
adressées à cette théorie des Mauriceau, Puzos,
Levret, etc., que je crois superflu de la discuter de
nouveau. J'admets donc comme démontré que l'œ-
dème douloureux des nouvelles accouchées, pas plus
que les autres maladies dites laiteuses, ne dépend
du transport en nature des lochies ou du lait sur les
organes affectés ; et j'en donnerais, au besoin, pour
nouvelles preuves, d'abord l'histoire rapportée par
Puzos lui-même (1) d'un dépôt laiteux, fort bien
caractérisé, dans lequel ce médecin fit pratiquer
plusieurs incisions ; il ne s'en écoula que beaucoup
d'eau : ensuite, le fait bien constaté par Ant. Petit,
Hull, Boyer, par M. Velpeau et plusieurs autres,
que le liquide blanchâtre que l'on trouve souvent
dans les parties affectées d'œdème puerpéral, n'est
autre chose que du pus. Mais faut-il pour cela dire

(1) Dépôt laiteux, p. 353.

avec Gardien (1) que les maladies aiguës des nouvelles accouchées n'ont pas une autre origine, d'autres causes, une autre nature que si elles se manifestaient dans d'autres circonstances de la vie? N'y a-t-il rien de particulier dans les conditions d'une femme qui vient d'accoucher? Dance (2) va répondre pour moi :

« Tout annonce dans l'économie de la femme (qui « vient d'accoucher) une surabondance de liquides « dont elle a besoin de se débarrasser par la lacta- « tion ou quelques autres excrétions. Tous les tissus « en paraissent imprégnés et acquièrent une mollesse « insolite; et cette phlétore, plutôt séreuse que san- « guine, jointe aux changements qui surviennent « bientôt dans la direction des fluides, sont deux « autres circonstances les plus remarquables de l'état « de la nouvelle accouchée. »

On lit plus loin, à la page 13 : « L'idée si popu- « laire de lait répandu n'est peut-être pas aussi « absurde qu'on l'a pensé; elle a quelque chose de « réel. Il faut excuser la bonne femme qui, trompée « par de grossières apparences, voit du lait dans « toutes ses excrétions ou le fait voyager dans tous « ses organes : mais il ne faut pas oublier les con- « nexions qu'ont toutes les maladies des femmes nou- « vellement accouchées avec l'état purpéral, et si ce « n'est pas du lait en nature qui est dans le ventre « ou dans la tête, c'est du moins les matériaux qui « auraient servi à le former. (C'est à M. Dupuytren « que j'ai entendu pour la première fois émettre « cette idée.) »

Enfin, Dance trace ainsi les caractères communs aux maladies des femmes nouvellement accouchées :

---

(1) Loco citato.
(2) Essai sur la Métrite aiguë puerpérale. Thèse n° 24., 1826, p. 8.

« Toutes les maladies qui se déclarent après l'ac-
« couchement sont, en général, de nature inflam-
« matoire. La congestion , qui précède l'inflamma-
« tion, est dans ces cas prompte , vive , et surtout
« abondante , dans ce sens qu'elle accumule les
« fluides en quantité considérable sur le point ma-
« lade : elle est tellement exubérante quelquefois
« qu'elle peut servir en même temps à l'alimentation
« de plusieurs foyers de phlegmasie dans des orga-
« nes différents ou analogues en structure, ce qui
« prouve de plus en plus la disposition spéciale dans
« laquelle se trouve alors l'économie. Toutes ces
« inflammations sont , en général , promptement
« purifères ; il semble même qu'il suffit quelquefois
« d'un appel vicieux de fluides pour que leur con-
« version en pus soit opérée. C'est ainsi que nous
« avons vu des collections purulentes multiples
« formées du matin au soir, presque sans conscience
« de la part de l'individu. Cette tendance de l'in-
« flammation ne prouverait-elle pas, comme je l'ai
« déjà dit, une composition particulière des liquides
« .chez les nouvelles accouchées ? etc., etc.

J'ai fait cette longue citation, que j'allongerais
encore, si je l'osais, parce qu'elle exprime toute
mon opinion , et que le nom de Dance est devenu, à
juste titre, une autorité. Ai-je besoin maintenant de
rappeler les phénomènes de l'ictère et les sueurs
urineuses ? De faire observer que la chimie moderne
a découvert dans le sang les principes élémentaires
ou constituants de la bile , de l'urine, etc.; enfin
que l'anatomie a trouvé du pus dans les veines caves,
dans les cavités droites du cœur, et jusque dans les
sous-divisions de l'artère pulmonaire ? Que si l'on
ajoute à tout ce qui précède le fait incontestable que
la grande majorité des cas de *Phlegmatia alba dolens*
a lieu chez les femmes en couche, il est impossible

de ne pas reconnaître que l'état puerpéral joue un très-grand rôle dans la production de cette maladie, et qu'il doit en être considéré comme la cause prédisposante la plus fréquente et la plus active. Nous verrons pourquoi.

La DEUXIÈME DOCTRINE, ou celle qui veut que la *Phlegmatia* dépende d'une lésion du système lymphatique, a régné longtemps dans les Écoles sur la foi des symptômes, mais sans avoir fait ses preuves d'anatomie pathologique. Et pourtant dans une maladie dont les phénomènes ont pu être rapportés successivement à l'altération de plusieurs systèmes d'organes, le moyen de décider la question, si ce n'est d'interroger les organes eux-mêmes après la mort? C'est le seul chemin sûr pour arriver à la vérité; c'est là que nous devons chercher les pièces probantes du procès. Voici donc les nécroscopies à moi connues qui militent en faveur de la doctrine en question.

La première, que je sache, remonte à 1753 et appartient à Gottfrey Zinn (1); je la traduis d'après M. D. Davis. « Une femme de 3o ans, après un accouchement difficile, et par suite d'imprudences, éprouva une diminution notable de ses lochies; une enflure œdémateuse survint au membre inférieur droit, laquelle s'étendit de l'aine au talon, et se propagea à la grande lèvre correspondante. On employa vainement contre cette maladie les drastiques, les purgatifs, etc. Les frictions excitèrent les douleurs les plus violentes. On fit une incision à la cuisse, il n'en sortit que quelque gouttes de sérosité, l'épanchement ayant acquis la consistance d'une gelée tremblante. Au bout de deux mois la malade mourut asthmatique. A l'ouverture du corps, nous trouvâmes plu-

(1) Commentaires de la société roy. de Gottingue, vol. 2, p. 364. Cette observation a été reproduite dans l'article déjà cité de M. Rayer, qui n'y voit qu'une *hydropisie*.

sieurs des glandes inguinales squirrheuses, et très-augmentées de volume : ces glandes entouraient la veine crurale et rétrécissaient extrêmement sa cavité. »

Pour trouver la seconde autopsie cadavérique pratiquée après la *Phlegmatia*, il faut arriver à Casper, c'est-à-dire en 1819. Sur le sujet ouvert par Casper « Les ligaments larges étaient très-injectés. L'in-
« térieur de la matrice et du vagin, de couleur gri-
« sâtre, gangréneux, répandit une odeur infecte. En
« incisant la peau de la cuisse, on trouva que le tissu
« cellulaire sous-jacent était ramolli et rempli de
« sérosité brunâtre, inodore. Les glandes lymphati-
« ques de l'aine étaient tuméfiées et rouges ; les mus-
« cles, flasques ; les nerfs et les vaisseaux sanguins,
« dans l'état normal. »

Chez le malade observé par M. Hugh Fraser (1),
« une chaîne de glandes enflammées, du volume d'un
« pois à celui d'une aveline, s'étendait de l'extré-
« mité de l'artère iliaque gauche au milieu du tissu
« cellulaire qui entoure la gaîne des vaisseaux, en
« remontant jusqu'au diaphragme. Ces glandes
« étaient rouges comme de l'écarlate, et quelques-
« unes étaient enflammées ; le tissu cellulaire qui
« entourait l'artère iliaque était inondé de séro-
« sité. Les parois de l'artère iliaque, celles de la
« veine iliaque, celles de l'artère et de la veine cave
« ascendante, furent fendues et examinées avec soin ;
« on n'y trouva pas de traces d'un état morbide. On
« examina aussi l'intérieur de la cuisse depuis la
« partie supérieure jusqu'au genou. Le tissu cel-
« lulaire avait une épaisseur de deux pouces à la par-
« tie supérieure du membre ; il était infiltré, mais il
« ne s'opéra point par les incisions d'exsudation sé-
« reuse. Des glandes enflammées, semblables à

(1) Loco citato.

« celles trouvées dans l'abdomen, s'étendaient de
« l'aine à l'espace poplité. Trois ou quatre glandes
« semblables, chacune du volume d'un œuf de pi-
« geon, se remarquaient à l'aine. Les vaisseaux
« étaient dans l'état le plus parfait d'intégrité. La
« vulve était tuméfiée. »

Dans l'observation de Siebold (1) « la matrice, un
« peu augmentée de volume, était ramollie à son
« fond; ses parois étaient d'un rouge brun, indice
« certain de son inflammation, et du fond jusqu'à
« l'orifice, elles étaient recouvertes d'une matière
« puriforme très-adhérente. La tumeur, autrefois
« volumineuse du genou, avait disparu entière-
« ment. La peau ayant été enlevée, on trouva
« de l'infiltration autour de l'articulation, et dans
« son intérieur, une matière semblable à celle qui
« était infiltrée. Les vaisseaux lymphatiques avaient
« un aspect rouge violet. Du reste, toute la cavité
« articulaire, les muscles, la capsule fibreuse ainsi
« que le périoste, semblaient avoir été le siége d'un
« travail inflammatoire. Il y avait une matière puri-
« forme épanchée dans les bourses muqueuses,
« (synoviales) : rien d'anormal dans les articulations
« de la hanche et du pied. »

C'est à ces quatre faits que se bornent aujourd'hui
tous les témoignages anatomiques que puisse invo-
quer, en sa faveur, la doctrine que nous discutons.
Car s'il est vrai que dans les observations rapportées
par MM. D. Davis, Velpeau, Robert Lee, on puisse
relever des lésions plus ou moins considérables du
système lymphatique, ces lésions étaient accompagnées d'altérations dans d'autres organes, si décisives
que ces auteurs n'ont point hésité à placer dans ces

____

(1) Loco citato. Siebold's Journal.

organes mêmes le point de départ et la cause matérielle de la *Phlegmatia.* Ainsi , sur les quatre autopsies consignées dans le mémoire de M. D. Davis, le système lymphatique est affecé deux fois, mais si légèrement, comme on en jugera plus bas, qu'il est impossible d'attribuer le moindre effet aux altérations signalées.

Deux des observations publiées par M. Velpeau offrent, au contraire, une inflammation considérable du système lymphatique. Dans la première « les ganglions « de l'aine étaient fortement gonflés et rouges. Dans la « seconde, les ganglions de l'aine et du bassin étaient « doublés, triplés de volume, d'un rouge jaunâtre ; « plusieurs offraient des points tuberculeux blancs « ou roussâtres. Un assez grand nombre de vaisseaux « lymphatiques étaient pleins de pus ; le canal tho« racique lui-même en contenait aussi. »

Des dix-huit nécroscopies données avec détails dans l'ouvrage de M. Robert Lee, comme ayant été faites après la *Phlegmatia alba dolens* ou un ensemble de symptômes qui avaient avec cette maladie une très-grande analogie, trois contiennent des altérations dans le système lymphatique. Sur le sujet de l'observation n° 37, « les veines iliaques étaient entourées d'une masse de glandes en suppuration. » Dans l'observation suivante, on trouva « quelques glandes placées autour de la veine cave et des veines iliaques dans un état de suppuration : » enfin, dans l'observation n° 39, « les glandes qui avoisinent les veines iliaques externes, fémorales superficielle et profonde, ainsi que les veines épigastrique et circonflexe iliaque, étaient gonflées, vasculaires ; elles adhéraient fortement à la membrane celluleuse des vaisseaux. »

Certes, ce sont là des lésions considérables : mais que prouvent-elles à ceux qui ont présentes à l'esprit

les conclusions finales des médecins par qui elles ont
été observées? Elles prouvent une chose fort importante à constater, c'est que le système lymphatique
peut être altéré très-notablement dans la *Phlegmatia*,
sans que pour cela on soit en droit d'en faire le point
de départ et le sujet de la maladie; car, je le répéte,
MM. Velpeau et Robert Lee lui ont formellement
dénié ce rôle principal dans les cas dont il s'agit.

Maintenant, si nous analysons les quatre autopsies
du commencement de cette revue, qu'y trouvons-nous?
Dans celle de Gottfrey Zinn, plusieurs glandes inguinales squirrheuses et très-augmentées de volume...
mais ces glandes entouraient la veine crurale, et rétrécissaient extrêmement sa cavité, laquelle n'est point
décrite. Dans celle de Casper, les glandes lymphatiques
de l'aine tuméfiés et rouges. Dans celle de Siebold,
les vaisseaux lymphatiques ayant un aspect rouge-
violet. De bonne foi, y a-t-il dans ces altérations pathologiques de quoi rendre raison des symptômes de
la *Phlegmatia* pour qui a observé des bubons? La nécroscopie de M. Fraser paraîtrait assurément plus pro-
bante, car il a trouvé des ganglions enflammés dans le
bassin, à l'aine et tout le long de la cuisse jusqu'au jarret. Eh bien, nous avons vu que cet observateur considère néanmoins la *Phlegmatia* comme une espèce de
phlegmon diffus. C'est que chez sa malade, jusqu'au
12ᵉ jour de la maladie, il n'y avait eu aucun gonflement apparent des ganglions. Il en conclut avec raison que le système lymphatique n'a été affecté que
secondairement.

Reste l'observation d'Ammon. J'avoue que d'après
l'extrait de la nécroscopie qu'en donne le docteur
Gérhard (de Strasbourg), je l'avais jugée d'une
grande importance, et comme le fait de la science
le plus favorable à la doctrine de Trye, Ferriar,
Alard, etc. Mais la description des symptômes,

rapprochée de l'ensemble des lésions, m'a bientôt convaincu que cette observation n'appartient pas à la *Phlegmatia*. Pour que l'académie en puisse juger elle-même, la voici dans tous ses détails significatifs d'après le journal de Siebold, qui l'a empruntée lui-même à un autre journal allemand (1).

« Il y a 8 ou 10 semaines qu'une femme de 46 ans,
« en soulevant un fardeau, sentit dans la région de
« l'utérus du bruit et une douleur, qui s'était dis-
« sipée peu à peu, mais qui revint au bout de
« 15 jours, accompagnée de strangurie, de ténesme,
« de difficulté et de douleur dans l'évacuation des
« matières fécales. Au bout de deux jours il survint un
« écoulement de sang par le vagin, et cet écoulement
« s'était depuis lors renouvelé tous les 2 ou 3 jours à
« divers degrés, sans produire de soulagement. Ce
« qui faisait le plus souffrir, c'était une tumeur
« des parties génitales externes, et une autre de
« la cuisse gauche, un sentiment continuel de
« pression dans le vagin et l'écoulement goutte à
« goutte de l'urine. Le pouls était à 95, un peu dur,
« pas plein. Langue très-rouge et humide. Peau
« moite. Le toucher par le vagin et le rectum, joint
« à l'exploration extérieure et à l'ensemble des sym-
« ptômes, faisait reconnaître une inflammation de
« l'utérus et d'une partie du vagin déjà en suppura-
« tion et peut-être désorganisés. — A la suite d'un
« traitement approprié qui fut appliqué pendant
« deux jours, non-seulement il n'était point survenu
« d'amélioration, mais il parut, le troisième jour,
« des symptômes nouveaux qui firent d'autant plus
« croire à une hernie étranglée, qu'en même temps
« que les symptômes propres à cette maladie, il y

(1) Journal de Siebold, t. VIII, p. 909. Traduction de M. Ant. Danyau.

« avait dans la région inguinale gauche une tumeur
« qui donnait au toucher la sensation d'une portion
« d'intestin étranglée et remplie de matières fécales
« endurcies. Toutefois en pesant exactement toutes les
« circonstances, l'indolence de la tumeur de l'aine,
« etc., l'auteur reconnut avec beaucoup de sagacité
« qu'il s'agissait d'un gonflement inflammatoire du li-
« gament rond. L'odeur infecte de l'écoulement du
« vagin, la faiblesse croissante de la malade obligèrent
« de recourir aux antiseptiques unis aux narcotiques;
« Mais les symptômes n'en furent pas amendés, et la
« mort eut lieu subitement.

« Vingt-quatre heures après la mort, le cadavre
« n'exhalait aucune odeur fétide. La tumeur de la
« cuisse gauche était d'un blanc de marbre sans la
« moindre tache. Les vaisseaux, depuis le point où
« ils sortent de l'abdomen jusqu'à leur passage sous
« le muscle couturier, étaient entourés d'une grande
« quantité de petites cordes dures, agglomérées dans
« quelques points, et paraissant formées en partie des
« vaisseaux lymphatiques, en partie des ganglions
« qui existent dans cette région. Ces petites cordes
« étaient çà et là en quantité plus ou moins consi-
« dérable. C'était leur agglomération qui formait la
« tumeur. On pouvait les séparer à volonté, et alors
« on ne voyait s'écouler d'aucun point ni pus ni sé-
« rosité. La cavité de l'artère crurale, comprimée
« par les masses dures qui l'enveloppaient, était plu-
« tôt ovale qu'arrondie; sa membrane interne était
« très-rouge. La veine était, comme l'artère, entourée
« de masses dures. Le canal inguinal étant ouvert,
« on reconnut que le ligament rond avait conservé
« ses points d'attache naturels; mais dans son trajet
« de l'utérus au pénil, il était induré, et avait le vo-
« lume d'un doigt médius ordinaire. On le divisa sui-
« vant sa longueur, on eût dit d'une chaîne de gan-

« glions mêlés, par places, de mélanose. Le corps
« de l'utérus et les trompes étaient dans l'état nor-
« mal; mais le vagin était agrandi, dur, comme car-
« tilagineux. On l'enleva avec l'utérus, et après avoir
« pratiqué une incision longitudinale, on reconnut
« en différents points, sur la membrane muqueuse
« de ce canal, des ulcérations et un épaississement
« avec induration de ses parois. Çà et là existaient
« aussi quelques grosses veines variqueuses. Le col
« de l'utérus était tout en suppuration, etc. Les in-
« testins étaient très-rouges, etc. La paroi postérieure
« de la vessie était épaissie dans la partie correspon-
« dante au vagin. Ce réservoir était très-resserré, sa
« surface interne très-rouge. Le rectum était sain.
« Au côté gauche du bassin, particulièrement sur la
« partie antérieure du psoas, il y avait une quantité
« de petites cordes indurées qui formaient une masse
« agglomérée, mais peu étendue. Rien d'anormal à la
« cuisse droite, ni aux ganglions inguinaux de ce
« côté. Rien de particulier dans la cavité thoracique. »

Voilà l'observation que MM. Ammon, Siebold et
Gérhard donnent comme prouvant que la *Phlegmatia* a son siége principal dans le système lymphatique. Eh bien! je répète que ce fait n'appartient pas
à la *Phlegmatia*, et j'ajoute qu'il est un puissant
argument contre les *lymphatistes* (on me pardonnera
ce mot, qui m'épargne une phrase).

Il faut, pour caractériser la *Phlegmatia*, autre
chose qu'une tumeur fort douloureuse des parties
génitales externes et une autre tumeur de la cuisse,
surtout lorsque l'inflammation du canal vagino-uté-
rin et celle du ligament rond rendent raison de ces
deux symptômes. Maintenant si l'on considère qu'à
la nécroscopie on a trouvé dans le système lymphatique (vaisseaux et ganglions) des lésions inflammatoires au moins aussi considérables que sur aucun

sujet mort affecté d'une véritable *Phlegmatia*, il en faut conclure forcément que ce n'est pas l'inflammation du système lymphatique qui détermine la *Phlegmatia*.

Cependant je dois dire que M. Velpeau a modifié son ancienne opinion à ce sujet. Mon savant ami, qui a la bonne foi d'avouer une erreur quand il croit l'avoir commise, pense aujourd'hui que la *Phlegmatia* pourrait bien n'être qu'une angioleucite profonde, et que, « si les phlegmasies de la portion cana- « liculée du système lymphatique ont encore si peu « fixé l'attention des praticiens, c'est que, difficiles « à constater directement dans un grand nombre de « cas, elles ont souvent été méconnues ou confon- « dues avec les maladies de quelque autre système, « du système veineux, par exemple » (1).

Mais qu'on lise sans prévention la description de la maladie qui nous occupe faite par Puzos, Levret, Ch. White et par M. Velpeau lui-même ; qu'on la compare à celle qu'a également donnée M. Velpeau de l'angioleucite profonde, et l'on se convaincra que la *Phlegmatia* et l'angioleucite sont deux maladies bien distinctes, dont j'aurai soin, au reste, de faire ressortir les caractères différentiels. Quant à la difficulté de constater les lésions des vaisseaux lymphatiques, sans la nier absolument, je répondrai qu'elle est bien loin d'être insurmontable, et tous ceux qui connaissent l'habileté anatomique de M. Velpeau, n'hésiteront pas à croire que si ces vaisseaux avaient été altérés chez le sujet de sa première observation, comme ils l'étaient sur le sujet de la deuxième, l'anatomiste l'aurait certainement reconnu : d'autant que M. Velpeau, en recueillant ses observations et en in-

---

(1) Maladies du système lymphatique. *Arch. général. d. médec.*

terrogeant les organes après la mort, révisait, pour
ainsi dire, la doctrine qui régnait presque généralement à cette époque, et que c'est d'après son enquête
propre qu'il l'a condamnée. Il doit donc à la science
la communication des faits nouveaux qui ont motivé
son changement d'opinion.

Quoi qu'il en soit, d'un examen impartial de tous
les faits publiés jusque aujourd'hui, il résulte :

1° Que les lésions du système lymphatique observées chez les sujets morts affectés de la *Phlegmatia*,
étaient tout à fait insuffisantes pour rendre raison
des symptômes notés pendant la vie, ou bien qu'elles
étaient accompagnées d'altérations considérables
dans d'autres organes, qni expliquaient ces symptômes d'une manière satisfaisante ;

2° Que dans un grand nombre de cas incontestables de *Phlegmatia*, aucune lésion pathologique
n'a été constatée à l'autopsie dans le système lymphatique ;

3° Enfin que des altérations considérables ont été
trouvées, au contraire, dans ce système, sans que la
Phlegmatia eût existé pendant la vie.

Donc la *Phlegmatia* n'a point son siége principal
et son point de départ dans les voies lymphatiques ;
donc les lésions de ce système, lorsqu'elles existent
dans cette maladie, ne sont que secondaires. Ainsi
se trouve démontrée l'opinion suivante de M. Dugès,
qui, dans aucune des observations présentées par lui
comme des cas de *Phlegmatia*, ne mentionne de lésions dans les organes lymphatiques.

« Ceux-ci (les lymphatiques) peuvent être malades,
mais par un effet secondaire et consécutif à la névrite(1).

____

(1) N'oublions pas que pour M. Dugès la *phlegmatia* dépend d'une
névrite.

Remarquons en effet : 1° que selon l'observation de MM. Gardien et Capuron, la douleur commence dans le bassin, et qu'elle est accompagnée d'une sorte d'engourdissement dans la cuisse ; 2° que cette douleur précède de plusieurs jours le gonflement et surtout l'engorgement des ganglions inguinaux, qui n'a lieu que fort tard ; 3° que le gonflement représente souvent une sorte de corde tendue, quelquefois noueuse, phénomène parfaitement décrit par M. Martinet dans ses observations de névrite ; 4° que ce gonflement marche toujours de haut en bas, tandis que tout œdème commence vers les extrémités et se propage vers le tronc ; 5° que ce gonflement ne succède pas toujours à la douleur, tandis que le propre de toute maladie des lymphatiques est leur ampliation, leur distension ; 6° que la douleur est d'une violence et d'une nature telles que jamais n'en a fait sentir aucune affection du système lymphatique, et que la maladie marche avec une rapidité bien différente de la lenteur et de l'indolence ordinaires aux lésions de ce système. »

Je comprends dans la *troisième doctrine* toutes les opinions qui voient le point de départ ou le siége principal de la *Phlegmatia* autre part que dans le système lymphatique, les nerfs ou les veines.

Le seul cas d'anatomie pathologique que je sache cité en faveur de cette doctrine, appartient à Lobstein. Lobstein (1), chez une femme qui mourut au neuvième jour de la *Phlegmatia*, trouva « les mailles du tissu cellulaire gorgées d'une lymphe trouble, ayant une couleur jaune-grisâtre et une consistance un peu plus grande que celle de la sérosité dans les hydropisies ordinaires : la maladie ne pénétrait pas

(1) Loco citato.

dans le tissu cellulaire inter-musculaire. » Les veines n'étaient pas oblitérées par du sang polypeux. Les vaisseaux lymphatiques ne furent point examinés, mais les ganglions n'offraient d'autre altération qu'un léger gonflement avec ramollissement dans leur tissu, suite d'une infiltration de lymphe.

Ce fait isolé dans l'histoire de la *Phlegmatia* autorise-t-il Lobstein et les médecins qui ont adopté son opinion, à considérer cette maladie comme une hydrophlogose primitive du tissu cellulaire ? Je ne le pense pas, car on va voir que des lésions bien plus considérables de ce tissu ne sont certainement que secondaires et consécutives.

J'ai dit plus haut que des foyers purulents avaient été signalés comme un des accidents assez fréquents de la *Phlegmatia*, et que depuis Puzos et Levret, qui les prenaient pour des dépôts laiteux, jusqu'à Ant. Petit et M. Andral fils, qui en ont fait la base d'une opinion, beaucoup de praticiens avaient eu occasion de rencontrer de ces abcès : mais Boyer, qui en parle assez au long, se garde bien de les regarder comme primitifs. Frappé, sans doute, des paroles d'Ant. Petit, et, bien plus encore, de l'aspect de la matière qu'ils contiennent, laquelle matière, dit-il, est séro-purulente, semblable à celle des épanchements inflammatoires de la plèvre et du péritoine; le célèbre chirurgien de la Charité n'y voit que l'effet d'une inflammation secondaire, c'est-à-dire, d'une inflammation déterminée par la rétention de la lymphe par suite de la phlogose et de l'obstruction des organes lymphatiques. Je partage entièrement l'opinion de Boyer en tant qu'elle s'applique à la phlogose du tissu cellulaire comme consécutive à un embarras dans la circulation. Mais, après les faits rapportés et discutés plus haut, il est évident que ce n'est pas dans ces organes que se trouve l'obstacle au retour des liquides vers le cœur. Les expériences suivantes, en mettant cette vérité hors de contestation, nous aideront à en découvrir le siége véritable.

« Si, dit M. Cruveilher (1), l'on injecte un corps irritant, de l'encre, par exemple, dans la veine fémorale d'un chien (du cœur vers les extrémités, ce qui est possible après avoir détruit quelques valvules à l'aide d'un stylet); si les veines collatérales n'ont pas porté le liquide dans le torrent de la circulation, cas dans lequel cette injection est immédiatement mortelle, au bout de trente-six heures le membre malade se tuméfie, et si l'animal meurt ou est sacrifié, on trouve une multitude innombrable de foyers sanguins (foyers apoplectiques) dans l'épaisseur des muscles et du tissu cellulaire du membre. Les grosses veines sont distendues par du sang concret et adhérent; les petites veines correspondantes aux foyers sont également pleines de sang concret, tandis que celles correspondantes aux parties saines sont libres. Si l'animal survit à l'expérience, des foyers de pus remplacent les foyers sanguins en même temps que le pus remplace le sang coagulé dans les veines. J'ai simplifié cette expérience en substituant un irritant mécanique à un irritant chimique. Une tige de bois fut introduite de haut en bas dans la veine fémorale d'un chien, depuis son extrémité supérieure jusqu'au creux du jarret, et une autre tige de bas en haut jusque dans la veine cave. L'animal mourut le sixième jour avec beaucoup d'oppression. L'extrémité inférieure était infiltrée, et l'infiltration s'étendait jusqu'aux parois thoraciques. Toutes les veines du membre inférieur étaient injectées de pus. Lorsqu'on divisait les muscles, de petits foyers de pus apparais-

(1) Loco citato, pag. 650.

saient çà et là ; c'étaient des veinules gonflées d'un pus qu'on exprimait avec une grande facilité. Autour de ces veinules le tissu cellulaire était rouge, fragile, en un mot, dans cet état d'induration rouge qui précède la suppuration. Toujours des veines saines répondaient à des portions de muscles sains, et des veines malades conduisaient constamment à un foyer induré. La veine fémorale était transformée en un canal purulent, duquel partaient, à côté de rameaux sains, des rameaux pleins de pus. La synoviale du genou contenait de la synovie purulente. »

En résumé, 1° la *Phlegmatia* n'est pas un phlegmon, où qu'on en place le point de départ, puisque, dans un grand nombre de cas, on ne trouve dans le membre affecté ni foyers purulents ni même d'inflammation sensible du tissu cellulaire ; 2° lorsque cette inflammation et ces foyers purulents existent, ils sont déterminés par un obstacle au retour des liquides vers le cœur ; 3° l'anatomie pathologique prouve que ce n'est pas dans le système lymphatique que se rencontre cet obstacle, comme le pensait Boyer ; 4° des expériences sur les animaux, dans lesquelles on a produit artificiellement presque tous les accidents les plus considérables de la *Phlegmatia*, tendent à faire croire que cet obstacle réside dans les veines.

Mais le système nerveux a aussi été accusé d'être le point de départ et le siége principal de la *Phlegmatia*. L'examen de cette doctrine fera le sujet du chapitre suivant.

Quatrième doctrine. — M. Dugès la fait remonter à Mauriceau, dont j'ai rapporté les paroles. Nous avons vu également qu'elle est professée par deux médecins allemands, MM. Albers (de Brême) et Godwarn. Mais M. Dugès seul l'a étayée de faits d'anatomie pathologique. Voici les principaux (1).

« Premier fait. *Névrite phlegmoneuse crurale et cubitale.* A l'ouverture du cadavre, on a trouvé dans l'aine et l'avant-bras du pus dans le tissu sous-cutané et inter-musculaire.

Deuxième fait. *Névrite crurale œdémato-phlegmoneuse.* Les détails de l'ouverture du cadavre n'ont point été recueillis.

Troisième fait. *Névrite crurale œdémato-phlegmoneuse.* Je n'ai point entre les mains les résultats de l'ouverture du cadavre, mais elle nous apprendrait peu de chose relativement à notre sujet : les nerfs n'ont sans doute pas été examinés. A en juger par ce que m'ont offert des cas analogues, encore présents à ma mémoire, quoique je n'en aie pas conservé les détails par écrit, il devait exister, etc.

Quatrième fait. *Névrite sciatique gangréneuse.* Le sang contenu dans le cœur forme des caillots décolorés et d'une teinte sale ; la sérosité qui les baigne contient des petits grains d'apparence graisseuse. Dans toutes les grosses veines, surtout dans la veine cave inférieure et ses divisions, on ne trouve qu'une matière boueuse, fétide, d'un brun foncé et semblable aux excréments humains. Dans les petites veines, le sang est encore rouge et liquide. Le muscle fessier et tout le tissu lamineux qui avoisine le nerf sciatique, sont réduits en un putrilage tout semblable à celui que contiennent les grosses veines. Plus loin le tissu lamineux est infiltré d'une sérosité rougeâtre. Un liquide semblable est aussi infiltré dans le tissu qui sépare les filets du nerf sciatique. »

Tels sont les faits d'après lesquels M. Dugès conclut que la *Phlegmatia* est quelquefois due à la né-

---

(1) Je n'ai extrait des mémoires de M. Dugès que les nécroscopies. On trouvera la description des symptômes dans la *Revue Médicale*, tome 3 , pag. 157.

vrite. Peut-être l'Académie se demandera-t-elle si ces observations appartiennent bien à la *Phlegmatia*, et résoudra-t-elle la question négativement (1). Mais même en accordant l'affirmative, qui n'est frappé de leur insuffisance ou de leur signification contraire aux conclusions de l'auteur? D'abord sur les quatre observations, deux sont hors de cause; car, à l'heure qu'il est, la science est trop positive et trop exigeante pour accepter comme preuves des souvenirs vagues ou des présomptions. Quant aux deux autres, pas un mot sur les systèmes lymphatiques et veineux dans la première, et dans la dernière M. Dugès a trouvé les grosses veines, «surtout la veine cave inférieure et ses divisions remplies d'une matière boueuse, semblable aux excréments humains;» tandis que pour toute lésion des nerfs, une sérosité rougeâtre était infiltrée dans le tissu qui sépare les filets nerveux du tronc sciatique. Or, n'est-il pas très-probable que l'infiltration du nerf sciatique tenait à son voisinage du muscle fessier, lequel était réduit au putrilage, ainsi que le tissu lamineux qui avoisinait ce nerf? L'obstruction des troncs veineux, au contraire, par cette matière « boueuse et fétide» qui les remplissait, a dû être un obstacle puissant au retour des liquides, et joue un grand rôle dans la production de la tuméfaction.

D'ailleurs, l'inflammation des nerfs ne produit pas des symptômes semblables à ceux de la *Plegmatia*. M. Martinet, dont M. Dugès cite le mémoire sur la névrite, a constaté quelquefois, il est vrai, une augmentation appréciable de volume dans le nerf affecté; mais ce gonflement, tout local, ne s'accompagnait

---

(1) Je ne rapporte pas les autres observations parce qu'elles s'éloignent davantage encore de la *Phlegmatia*. Au reste, si ces faits avaient été produits par un homme moins consciencieux et moins justement estimé, en vérité, les énoncer m'eût paru bien suffisant pour leur ôter toute leur valeur; mais M. Dugès a droit au respect de ses confrères, jusque dans ses moments d'erreur.

d'aucun des phénomènes caractéristiques de la *Phleg-matia.*—Est-ce à dire maintenant que la phlogose d'un tronc nerveux ne puisse exister simultanément avec cette maladie ? Assurément je ne vais pas jusque-là. Comme le fait remarquer M. Dugès, le nerf crural, par exemple, est accolé aux gros vaisseaux sanguins comme aux organes lymphatiques, et ces diverses parties peuvent se communiquer réciproquement leurs affections. Mais la coexistence de l'inflammation du nerf crural avec les symptômes qui appartiennent à la *Phlegmatia,* ne constituerait qu'une complication, et l'on ne pourrait pas voir dans cette névrite le point de départ, le siége principal de l'œdème douloureux. C'est donc à tort, à mon avis, que M. Bouillaud dit dans son article *Phlegmatia* du *Dictionnaire de médecine et de chirurgie pratiques* (1) «qu'il ne faut pas négliger entièrement, dans l'histoire de cette maladie, l'inflammation ou la simple compression des nerfs du bassin et des membres inférieurs ; que M. Dugès a prouvé par des faits que la névrite devait réellement faire partie des nombreuses lésions qui concourent à former cette maladie complexe que l'on a désignée sous le nom de *Phlegmatia.*» Nous venons d'analyser ces faits, et la discussion, si je ne m'abuse, ne leur a plus laissé la moindre valeur.

Ainsi il est démontré : 1° que la *Phlegmatia* ne consiste pas en dépôts laiteux ; 2° que si dans cette maladie le système lymphatique est souvent affecté, ce n'est jamais que secondairement et consécutivement ; 3° que l'inflammation du tissu cellulaire et les foyers purulents, dont elle s'accompagne quelquefois, ne sont également que consécutifs et l'effet d'un obstacle au retour des liquides ; 4° enfin que l'inflammation des nerfs, quand elle existe dans la *Phleg-*

(1) Pag. 687.

matia, ne peut être regardée que comme une complication.

En présence de ce renversement des quatre premières doctrines professées sur la *Phlegmatia,* on se rappelle involontairement la manière de diagnostiquer qui consiste à procéder par exclusion pour conclure à l'affection véritable, et l'on ne peut vraiment se défendre d'une présomption favorable à la doctrine qu'il nous reste à examiner, surtout lorsqu'on a devant les yeux les expériences, rapportées plus haut, de M. Cruveilher. Mais ce sont des faits positifs qu'il nous faut au lieu de présomptions : voyons si nous les trouverons ici.

La CINQUIÈME DOCTRINE, ou celle qui attribue la *Phlegmatia* à l'inflammation des grosses veines, date du mémoire de M. D. Davis. M. Davis fonde son opinion sur quatre faits d'anatomie pathologique dont je donnerai tous les détails, parce qu'ils n'ont été reproduits qu'incomplétement dans un ouvrage très-répandu. Quant à la description des symptômes observés pendant la vie, elle serait beaucoup trop longue à transcrire ; je me borne donc à dire qu'ils ne laissent aucune incertitude sur l'espèce de la maladie, ainsi qu'on peut s'en convaincre en recourant au texte anglais (1).

Sur le sujet de la première observation, l'extrémité inférieure offrait un gonflement œdémateux uniforme, sans aucune décoloration extérieure, depuis la hanche jusqu'au pied. Ce gonflement tenait à un épanchement de sérosité dans le tissu cellulaire. Les glandes inguinales étaient un peu tuméfiées comme elles le sont dans les membres hydropiques, mais d'une couleur pâle et n'offrant point le moindre signe d'inflammation. La veine fémorale dans toute son étendue

---

1) Loco citato.

et les veines iliaque externe et iliaque primitive
étaient distendues et faisaient corps avec une substance qui ressemblait à du sang coagulé. La veine
fémorale était épaissie à l'extérieur et rouge à l'intérieur, couleur qui peut tenir aux caillots de sang
en contact intime avec la tunique interne. Le tronc
de la veine profonde était distendu comme celui de
la veine fémorale ; mais la veine saphène et ses branches étaient saines et vides. La matière qui remplissait les veines iliaques externe et primitive, ressemblait au coagulum laminé d'un sac anévrismal avec
un léger mélange de particules rouges ; elle obs-
truait complétement la lumière des vaisseaux , et
adhérait aux parois plus fortement encore que les
caillots de la veine fémorale ; mais au centre existait
une cavité contenant environ une cuillerée à thé d'un
liquide de la consistance du pus, d'un brun clair rougeâtre, et d'un aspect pultacé.—L'utérus était revenu
sur lui-même , et il était, ainsi que ses annexes, ses
vaisseaux sanguins et le vagin, dans un état parfaitement sain. — Il en était de même des organes contenus dans l'abdomen.

Le sujet de la deuxième observation avait eu successivement une péritonite et une violente attaque
de *Phlegmatia* au membre abdominal gauche. Grâce
à un traitement très-énergique, il était convalescent
de cette dernière affection, lorsqu'il mourut subitement en se mettant sur son séant. A l'autopsie, on
trouva dans l'abdomen des adhérences entre les vis-
cères et les parois, principalement, etc. , etc. —
La veine iliaque externe du côté gauche et la veine
fémorale étaient très-adhérentes aux parties voisines.
Leurs parois avaient une épaisseur morbide, et la
tunique interne était raboteuse, parsemée en plusieurs endroits de dépôt de lymphe adhérente.
C'était au-dessous du ligament de Poupart que cette

altération était le plus prononcée. La lumière du vaisseau donnait encore passage au sang, mais son diamètre était diminué de moitié environ. La veine iliaque droite était dans l'état normal. Les glandes inguinales également.

Dans le troisième cas rapporté par M. D. Davis, la veine fémorale dans son tiers supérieur et les veines iliaques étaient très-distendues, et contenaient des couches adhérentes de sang coagulé, semblables à celles qu'on trouve dans les sacs anévrismaux. Il y avait de plus une espèce de fluide grumeux, de couleur brune plus ou moins foncée, mêlé d'air, et qui oblitérait presque entièrement les vaisseaux. Les mêmes altérations, mais à un degré bien inférieur, s'étendaient le long de la veine cave jusqu'à la hauteur des veines rénales. Les tuniques des veines étaient très-enflammées et fort adhérentes aux parties environnantes. Les vaisseaux et les ganglions lymphatiques étaient légèrement augmentés de volume jusqu'à la hauteur des lombes, mais aucune autre lésion n'existait dans ces organes. L'utérus avait repris ses dimensions ordinaires.

La quatrième observation de M. D. Davis est d'autant plus intéressante que la femme qui en fait le sujet, était affectée d'une pleuropneumonie et que chez elle la *Phlegmatia* ne s'est déclarée que peu de temps avant la mort. Elle offre, pour ainsi dire, à leur naissance les lésions décrites dans les trois cas qui précèdent, et montre comment la nature procède pour la formation de l'œdème douloureux, de même que nous avons vu ses procédés de guérison dans la deuxième observation.

Voici une analyse de l'histoire de la maladie, indispensable à l'intelligence des altérations pathologiques.

Une femme, au septième jour de sa couche, est imprudemment placée sur un sopha, dans un courant d'air. Elle est prise d'un violent accès de fièvre, et ensuite d'une vive douleur au côté, pour laquelle elle est traitée avec beaucoup de vigueur. La douleur cède presque entièrement, mais la fièvre persiste avec un malaise général et beaucoup d'agitation. Surviennent enfin les symptômes caractéristiques de la *Phlegmatia*, et la malade meurt peu de temps après.

A l'ouverture du corps, outre les traces évidentes d'une pleuropneumonie, il existait sur toute l'extrémité abdominale gauche une enflure prononcée qui s'étendait à la grande lèvre correspondante. Les veines iliaques des deux côtés étaient distendues, mais elles étaient libres d'adhérences avec les parties voisines. Les ganglions lymphatiques n'étaient même pas sensiblement gonflés. En incisant la veine iliaque externe gauche, on trouve un coagulum de sang d'une consistance solide, mais qui n'adhérait pas à la membrane interne du vaisseau. Ce caillot n'avait contracté d'adhérences qu'à la hauteur de la veine iliaque primitive. La veine iliaque interne correspondante était très-enflammée, et son diamètre tellement resserré, par suite de l'épaississement morbide de ses parois, qu'il était presque impossible que le sang y circulât.

Les veines iliaque commune et iliaque interne du côté droit étaient distendues par un coagulum semblable à celui qui a été décrit dans les mêmes veines du côté gauche, ou plutôt un seul et même caillot remplissait la partie inférieure de la veine cave et ses deux branches (on rather the same column of coagulum was prolonged over the angle of their common junction with the vena from one to the other). Dans cette circonstance importante de l'autopsie, il faut reconnaître, dit M. D. Davis, des matériaux préparés pour une affection du membre droit analogue à celle du membre gauche, si la vie de la malade s'était prolongée.

Après ces quatre faits dont M. Davis a fait représenter les particularités principales à la suite de son mémoire, je devrais placer ceux de M. Velpeau, pour suivre l'ordre des dates. Mais ces observations, présentées à l'Académie, ont été imprimées dans les *Archives de médecine*, et reproduites dans le Dictionnaire en 21 volumes, ainsi que dans le Dictionnaire de médecine et de chirurgie pratiques. Elles ont donc reçu une publicité qui me dispense de les rapporter ici. Qu'il me suffise de rappeler que les lésions trouvées dans le système veineux et dans les symphyses du bassin, ont porté M. Velpeau à attribuer la *Phlegmatia* à l'inflammation des veines ou des articulations du bassin. Or, tandis que des faits nombreux sont venus corroborer cette opinion quant aux veines, le silence des observateurs sur les altérations des symphyses du bassin semble prouver que chez les malades de M. Velpeau, les lésions décrites dans ces articulations n'étaient qu'une coïncidence, une complication, ou un effet.

Chez une femme arrivée à la dernière période d'une péritonite, une douleur dans le flanc droit, qui après avoir été fort vive n'existait plus que sourdement, devint de nouveau aiguë, et se propagea dans l'aine et la cuisse. Bientôt après une infiltration séreuse affecta le pied, la jambe, et successivement tout le membre abdominal correspondant. Le gonflement était considérable et douloureux. À l'autopsie, M. le docteur Mélier trouva la veine iliaque externe presque en totalité, et la veine crurale dans l'étendue de deux à trois pouces, complétement oblitérées par un caillot sanguin fibrineux et consistant, semblable aux concrétions polypiformes du cœur. Les parois de ces veines parurent épaissies; la membrane interne était rouge, on voyait quelques gouttes de pus à sa surface ; elle adhérait aux caillots en plusieurs endroits. Les autres veines, et notamment l'hypogastrique, étaient saines et libres (1).

Le docteur Behre (d'Altona) (2) a vu deux cas de *Phlegmatia*, dont un a été suivi de la mort, et sur ce sujet la veine du côté malade était évidemment enflammée juqu'à sa réunion avec la veine hypogastrique. »

Le mémoire de M. Robert Lee sur la *Phlegmatia* contient 19 nécroscopies : les 8 premières pratiquées sur des femmes en couches ; les 10 suivantes sur des femmes hors de l'état puerpéral, ou sur des hommes ; la dernière est un cas de *Phlegmatia* du membre supérieur. Dans toutes ces observations on trouve des lésions plus ou moins graves et étendues du système veineux, lesquelles ont été prises pour la cause première de la maladie : j'en rapporterai quelques-unes afin d'en faire apprécier la valeur.

1° *Phlegmatia chez des nouvelles accouchées.*

Autopsie faite par M. Robert Lee, assisté des docteurs Simms, Prout et Perry, sur une femme nouvellement accouchée, et qui mourut avec les symptômes caractéristiques de la phthisie pulmonaire et d'une *Phlegmatia* du membre abdominal gauche (3).

« Les veines iliaques du côté droit sont dans l'état
« sain. Les mêmes veines du côté gauche sont imper-
« méables et ont subi les altérations suivantes : l'ilia-
« que primitive, à sa terminaison, est réduite à une
« ligne de diamètre, et ce rétrécissement de son ca-
« nal tient à la présence d'une fausse membrane de
« couleur bleue ardoisée. La fausse membrane des-
« cend jusque dans la veine iliaque externe, mais ici
« elle a une couleur foncée, et à son centre on voit

(1) Journal général, tom. XCVIII.
(2) Siebold's Journal, loco citato.
(3) Observ. n° 36 de l'auteur.

« une substance d'un jaune d'ocre brun , très-tenace
« et plus résistante que le caillot du sang. Les parois
« de la veine fémorale correspondante sont épaissies
« et adhèrent fortement à l'artère et au tissu cellu-
« laire environnant. La tunique interne est tapissée
« d'une membrane accidentelle , et le canal distendu
« par un caillot rougeâtre. Les branches superficielles
« et profondes de cette veine présentent les mêmes
« altérations dans tous les points de la cuisse où elles
« sont examinées. La veine hypogastrique (toujours
« du côté gauche) est dans le même état que l'iliaque
« externe ; mais en plusieurs endroits elle ressemble
« à une corde, sa cavité étant complétement obli-
« térée. Il en est de même des branches de cette
« veine qu'on nomme le plexus utérin. Dans toute
« leur étendue ces vaisseaux offrent un épaississe-
« ment de leurs parois, leur canal est rétréci ou obli-
« téré par des caillots et des fausses membranes d'un
« bleu foncé. Semblables altérations existent dans le
« plexus utérin du côté droit et dans la veine hypo-
« gastrique correspondante , laquelle s'ouvre anor-
« malement dans la veine iliaque primitive gauche. »

L'observation qui porte le n° 38 étant plus courte
que les autres la voici tout entière :

« Une dame de 26 ans fut délivrée le 17 juin 1831.
Le travail fut long, et le placenta, retenu pendant
six heures, fut extrait artificiellement, non sans difficulté. Peu de jours après il survint une grande
sensibilité de l'utérus et de la fièvre. La douleur céda
à une application de sangsues à l'hypogastre, mais
la fièvre, qui s'accompagnait d'une notable prostration de forces, dura jusqu'à la fin de la troisième
semaine. Bientôt la malade éprouva un sentiment de
tension douloureuse sur le bord gauche du bassin,
et en peu de jours toute l'extrémité abdominale
correspondante fut affectée d'un gonflement chaud,

tendu, douloureux et incolore. Le 21 juillet (quatre semaines après l'accouchement) M. Cleland, médecin de cette dame, réclama mes conseils. Le pouls est à 150 pulsations et très-faible; il y a des nausées continuelles, des vomissements, de la diarrhée. La langue est d'un brun foncé. Extrême débilité. Le visage et toute la surface du corps ont une couleur cendrée. La respiration est précipitée, accompagnée de toux et d'expectoration. Délire par moments. Tout le membre abdominal gauche est tuméfié au point d'avoir le double du volume de l'autre. La veine fémorale, excessivement sensible à la pression, est dure, gonflée à sa partie supérieure, et l'on observe de la tuméfaction, de la tension au dessus du ligament de Poupart sur le trajet des veines iliaques. Le pied et la cheville gardent l'impression du doigt, mais les téguments de la cuisse sont chauds et tendus, et la pression n'y laisse pas de trace. Le 22, grande prostration des forces. Le pouls à 160. Respiration laborieuse. Langue sèche et brune. Les vomissements et la diarrhée continuent. Il n'y a que des intervalles de connaissance pendant lesquels la malade se plaint d'une vive douleur le long de la face interne de la cuisse et dans le jarret. Il y a de plus sensibilité de l'hypogastre et une sensation de palpitations dans la direction de l'aorte abdominale; le ventre se météorise. Le 23, abattement, extrémités froides. Pouls faible et intermittent. Singultus. Le 24, mort.

Ouverture pratiquée en présence des docteurs Simms et Cleland.

L'utérus est rentré dans le bassin, et ses dimensions sont réduites au volume ordinaire après quatre semaines d'accouchement. Au premier coup d'œil le péritoine paraît sain partout; mais, en l'examinant de plus près, on voit que de fausses membranes unissent la face postérieure de l'utérus au rectum, et qu'entre ces deux organes il existe un épanchement de plus d'une pinte de pus. Le fond et le corps de l'utérus sont ramollis au point de pouvoir être déchirés avec les doigts, et ils sont noirs comme de l'encre. En ouvrant l'organe, on reconnaît que le placenta occupait la partie postérieure et inférieure de sa cavité. Toutes les branches et le tronc de la veine hypogastrique gauche sont remplis d'un liquide purulent, et leur tunique interne tapissée d'une fausse membrane noire. Les parois de la veine iliaque et de la fémorale, au milieu de la cuisse, étaient épaissies, et leur cavité remplie de caillots mous, formés de lymphe et de pus. La veine cave, à environ deux pouces au-dessous de l'embouchure des veines hépatiques, était complétement obstruée par un coagulum de lymphe adhérant en certains endroits à la membrane interne du vaisseau. Quelques glandes dans le voisinage de la veine cave et des veines iliaques étaient en suppuration. Les parois de la veine hypogastrique gauche, à sa terminaison dans l'iliaque commune, étaient ramollies.

Les veines iliaques et la fémorale du côté droit étaient parfaitement saines.

2° *Phlegmatia hors de l'état puerpéral.*

Une jeune femme, soignée par le docteur Watton, mourut en 1832 à l'hôpital de Middlesex d'une maladie tuberculeuse des poumons. Quelque temps avant sa mort elle avait éprouvé une enflure de l'extrémité inférieure gauche, semblable à la *Phlegmatia*. L'ouverture du corps fit voir que l'utérus était malade du côté gauche. Les veines iliaques et la veine fémorale correspondantes avaient été enflammées, et la veine iliaque interne était convertie en une corde ligamenteuse. Il était évident que l'affection de la veine avait son point de départ dans l'utérus.

Le fait suivant est extrait par M. Robert Lee d'un ouvrage de Tommasini (1).

Une dame de 31 ans eut ses règles supprimées subitement par l'immersion du corps dans l'eau froide. Il survint du mal de tête et de l'enflure à l'un des membres abdominaux, et, pendant l'espace de trois mois, la malade éprouva beaucoup d'agitation, de prostration de forces, d'abattement moral et autres symptômes d'une affection grave; le pouls était fréquent et irrégulier; la respiration pénible; la phlébite du membre inférieur se manifestait d'elle-même; le pouls devint intermittent; les veines du membre affecté se gonflèrent et devinrent douloureuses, et la peau se couvrit de taches brunes. La mort eut lieu quatre mois après la suppression des règles.

A l'ouverture du corps, les poumons étaient enflammés. Dans le membre malade, les veines saphènes, tibiales, poplitée, crurales et iliaques avaient leurs parois épaissies, injectées, et leur cavité remplie de caillots de sang. Dans certains endroits des veines crurales ces caillots semblaient changés en une substance charnue. Les tuniques des veines iliaques, jusques à la veine cave, étaient beaucoup plus épaissies et plus injectées que celles des autres veines, mais il n'y avait pas de foyer évident de pus. Le système artériel était sain.

3° *Phlegmatia symptomatique de lésions à l'utérus.*

L'observation suivante appartient à M. Lawrence: elle est extraite des Transactions médico-chirurgicales (2).

(1) Saggio di pratiche considerazioni, etc. 1829., p. 317.
(2) 16e vol., pag. 59, 1830.

Une femme de 40 ans, mariée, et ayant eu plusieurs enfants, fut reçue à l'hôpital St.-Barthélemy, le 19 novembre 1829 pour une affection organique très-avancée de l'utérus, et elle était confiée aux soins de M. Lawrence, lorsqu'elle éprouva plus de malaise dans l'hypogastre : le pouls devint vif et fréquent, la langue blanche, la peau chaude ; l'extrémité abdominale droite enfla dans toute son étendue ; il s'y développa de la chaleur, et tous les mouvements devinrent difficiles et douloureux ; pas d'altération de couleur à la peau ; la portion enflée de la cuisse était assez ferme ; le bas de la jambe et le pied gardaient la marque de la pression ; il y avait de la douleur sur le trajet des veines fémorale et iliaque, et à la partie supérieure de la cuisse, la veine saphène interne se dessinait par un cordon dur et noueux. Je considérai la maladie, dit M. Lawrence, comme essentiellement identique avec la *Phlegmatia alba dolens* des nouvelles accouchées. On ne pouvait douter que les grosses veines de la cuisse ne fussent enflammées, et les observations de M. Robert Lee me portaient à croire que l'inflammation avait été provoquée dans les veines de l'utérus par la maladie du col de cet organe, et de là s'était étendue aux troncs veineux iliaques et fémoraux. Une violente hémorrhagie de l'utérus survint le 18 octobre et fut bientôt mortelle.

A l'autopsie, outre des lésions organiques de l'utérus et des organes voisins, qu'il est inutile de rapporter ici, on trouva la veine hypogastrique oblitérée par suite d'une inflammation qui avait affecté ses membranes ; la même altération existait dans les veines iliaques primitive et externe, dans la veine fémorale et la veine profonde, ainsi que dans la saphène : tous ces vaisseaux étaient complétement imperméables. La lésion s'arrêtait en haut à la jonction de l'iliaque commune avec celle du côté opposé ;

ce dernier vaisseau et la veine cave étaient tout à fait sains; en bas la veine saphène était oblitérée dans une étendue de quatre à cinq pouces, au delà desquels son état était normal; les membranes des vaisseaux affectés et le tissu cellulaire environnant étaient épaissis, et le canal était obstrué par une substance très-adhérente et assez ferme, de couleur plus ou moins foncée.

4° *Phlegmatia chez les hommes.*

Le 30 avril 1832, sir Henri Halfort lut, au collége des médecins de Londres, un rapport intéressant sur un cas de *phlegmatia dolens* observé chez le feu comte de Liverpool. L'invasion de la maladie, qui affectait le côté gauche, remontait à plusieurs années; elle paraissait avoir été causée par l'action d'un courant d'air froid sur les extrémités abdominales, et les médecins du malade, parmi lesquels se trouvait sir A. Cooper, en avaient atténué les symptômes au moyen de sangsues et autres remèdes antiphlogistiques. La mort fut déterminée par une attaque d'apoplexie. A l'ouverture du corps, les veines iliaques gauches (côté malade) étaient complétement imperméables, et lorsque sir A. Cooper les fit voir à M. Robert Lee, ce dernier assure avoir remarqué sur elles les mêmes altérations de structure que l'on observe, dit-il, dans la *phlegmatia* puerpérale.

Après une opération pratiquée par sir A. Cooper sur la veine saphène pour un cas de varices, il survint une inflammation des tuniques du vaisseau qui s'accompagna de tous les symptômes de la *Phlegmatia.*

5° *Phlegmatia du membre supérieur.*

Chez une jeune femme affectée d'une lésion organique du poumon droit, il survint une enflure du membre supérieur correspondant, laquelle, me dit le docteur Simms, qui soignait la malade, avait tous

les caractères d'une véritable *Phlegmatia* de la
cuisse. En ouvrant le corps, le docteur Simms trouva,
outre une altération très-notable du lobe supérieur
du poumon droit, les membranes des veines *inno-
minée* et sous-clavière épaissies par suite d'inflammation, et les cavités de ces vaisseaux remplies de
lymphe. L'inflammation n'avait pas envahi la veine
jugulaire interne, et s'était arrêtée à la valvule placée
à l'embouchure de la veine sous-clavière.

M. Cruveilher fonde l'opinion que nous avons
énoncée plus haut sur un grand nombre de faits.
Quelques-uns de ces faits ont été publiés dans la
thèse de M. Olivieri, son élève (1). Les deux suivants
sont extraits de l'*Anatomie pathologique du corps hu-
main*, vingt-septième livraison.

« Chez une femme affectée de cancer utérin, qui
mourut avec un œdème peu douloureux des membres
inférieurs, et chez laquelle la douleur était limitée
au trajet de la veine fémorale, j'ai rencontré l'altération suivante (2) :

« La veine cave inférieure était, jusqu'au niveau des
veines rénales, remplie par un caillot peu adhérent
en haut, plus adhérent en bas. Ce caillot, divisé, a
présenté plusieurs foyers ou kystes purulents bien
distincts que séparaient des cloisons complètes. Les
deux veines iliaques primitives contenaient des caillots sanguins qui formaient des cylindres pleins
presque complétement décolorés. A partir de la veine
hypogastrique du côté gauche et un peu plus haut
du côté droit, on voyait du sang récemment coagulé
intermédiaire à des caillots plus anciens et adhérant
aux parois veineuses. Du côté droit, le sang coagulé
s'arrêtait à l'origine de la saphène et se prolongeait

____

(1) Voy. pag. 12.
(2) Cette description est accompagnée d'une belle planche.

avec les qualités du caillot récent dans les veines fémorales superficielle et profonde. Du côté gauche, la phlébite se continuait dans une partie de la longueur de la veine saphène, en présentant des cylindres alternatifs de sang décoloré et de sang récemment coagulé. On voyait aussi des caillots décolorés dans la veine fémorale profonde du même côté. »

« Geneviève Lecoq (81 ans) est apportée à l'infirmerie pour un œdème douleureux du membre inférieur droit. Veine fémorale formant comme une corde tendue, très-dure, douloureuse au toucher. Les petites veines superficielles se dessinaient sous la peau. Point de fréquence dans le pouls. Sous l'influence de la position du membre (le pied était beaucoup plus élevé que le genou) et des saignées locales répétées, mieux sensible, cessation presque complète de l'œdème; la veine revient graduellement sur elle-même, la douleur disparaît. Après un mois de traitement la malade est transférée dans la salle des convalescents.

Elle redescend quelques jours après ; il y avait encore œdème du membre inférieur, mais sans douleur. Les veines superficielles ne se dessinaient plus sur la peau, mais des accidents très-graves du côté de la poitrine firent mourir la malade pendant la nuit.

A l'ouverture du corps, œdème du poumon, catarrhe pulmonaire chronique.

Veines du membre inférieur. — Oblitération complète de la veine saphène depuis la malléole jusqu'au genou. A partir du genou jusqu'à son embouchure dans la veine fémorale la veine saphène est aplatie : on la dirait saine, mais elle est oblitérée par un caillot mince fort adhérent. La veine fémorale est oblitérée par des caillots adhérents. Je trouve en outre à la partie supérieure, au centre du caillot, une matière blanche, semblable à du pus concret. Enfin, dans la veine iliaque externe, se voyait une poche purulente à parois très-minces, formées par un caillot décoloré. Le pus était sanieux. Cette poche n'adhérait nullement aux parois de la veine, disposition qui m'a rappelé exactement les kystes purulents du cœur. »

Du dépouillement de toutes les observations de *Phlegmatia* publiées et à moi connues, il résulte donc pour tout esprit non prévenu, que la *Phlegmatia* reconnaît pour lésion essentielle une inflammation plus ou moins étendue des veines du membre affecté. Cette conclusion se fortifie de tous les faits inédits qui vont suivre.

Un homme, au troisième degré d'une maladie organique des poumons, est pris d'une douleur et d'un gonflement qui, partant de l'aine et de la face interne de la cuisse gauche, s'étendent successivement au jarret, au mollet et jusqu'au bas de la jambe. En promenant les doigs sur le trajet des gros vaisseaux, on augmente beaucoup la douleur et l'on sent une espèce de corde noueuse.

Au cinquième jour de la maladie le membre gauche a le double du volume de celui du côté opposé ; le malade est dans l'impossibilité de le mouvoir sans une grande augmentation de douleur. La peau est d'un blanc laiteux, elle est chaude, tendue, et ne conserve pas l'impression du doigt. Les veines sous-cutanées sont gonflées et très-apparentes. — L'extrême faiblesse du malade ne permettant pas de recourir aux évacuations sanguines, la mort eut lieu le septième jour de la *Phlegmatia*, et l'autopsie fut faite vingt-sept heures après la mort.

Sans parler de l'altération organique des poumons, on trouva le tissu cellulaire du membre abdominal gauche infiltré d'une grande quantité de sérosité transparente, les vaisseaux lymphatiques sains, les ganglions de l'aine notablement gonflés, mais résistant à la pression et non friables ; la grande veine saphène et ses divisions remplies de sang coagulé, quoique ne présentant dans leurs parois aucune altération pathologique. Les veines profondes de la jambe étaient exactement dans le même état.

Les veines crurale, iliaques externe et interne et l'iliaque primitive avaient un volume considérable. Cette dernière égalait la veine cave inférieure par sa grosseur et l'épaississement de ses membranes. Elle était d'une couleur verdâtre et distendue par du sang dans l'étendue de deux pouces environ. Dans les veines iliaques interne et externe et dans la crurale il y avait un caillot consistant, semblable à ceux que l'on rencontre dans les sacs anévrismaux, et ce caillot était renfermé dans une fausse membrane, laquelle adhérait fortement aux parois du vaisseau.

« Une femme de 30 ans eut une couche heureuse. Au bout d'un mois elle cessa de nourrir, et bientôt après elle ressentit de vives douleurs dans la profondeur du bassin, à la face interne et dans la profondeur des membres abdominaux. Il y avait un peu de fièvre, la marche était impossible, et après quelques jours il survint une tuméfaction œdémateuse des deux jambes. La douleur diminua ainsi que la fièvre, mais la tuméfaction augmentait, et elle s'étendait jusqu'au tissu cellulaire du bassin, lorsque la malade entra à l'hôpital. La maladie avait alors un mois de date. Des applications de sangsues, des vésicatoires volants à la face interne des cuisses et des jambes parurent d'abord amender les symptômes ; mais bientôt l'anasarque devint générale ; on reconnut de vastes épanchements de sérosité dans les cavités splanchniques, et la mort arriva quatre mois après la couche, trois mois après l'invasion de la maladie.

On trouva les veines des membres entièrement oblitérées, ainsi que les veines hypogastriques, les iliaques et la veine cave inférieure jusqu'à la naissance des rénales. L'intérieur des vaisseaux contenait ici des caillots de sang, là des concrétions fibrineuses, plus loin du véritable pus, dans quelques points enfin un mélange de sang et de pus. Leur membrane interne était épaissie, d'un rouge foncé par places, et dans d'autres endroits elle était tapissée d'une fausse membrane qui simulait une quatrième tunique. Les veines utérines participaient à cette altération. Les symphyses sacro-iliaques ne présentaient rien d'anormal. Le tissu cellulaire était infiltré d'une sérosité limpide.

C'est à l'obligeance de M. Trousseau que je dois cette dernière observation, et dans sa lettre d'envoi il ajoute : « J'ai vu deux autres cas absolument semblables, l'un encore à l'hôpital de Tours dans le service de M. Bretonneau ; l'autre à la clinique de M. Récamier. Dans ce dernier cas, les veines saphènes et tous les vaisseaux à sang noir qui appartiennent au pied, étaient entièrement oblitérés. »

Le fait suivant m'a été communiqué par l'estimable confrère M. Troussel :

« Une femme de 20 ans accoucha à terme et essaya d'allaiter, mais les seins ne se gonflaient pas, il n'y eut pas de fièvre de lait, et peu de jours après l'accouchement survinrent des malaises, de la fièvre, un peu de diarrhée, de l'anxiété, de l'agitation ; au huitième jour on remarqua un peu d'œdème au membre inférieur gauche ; une pression légère exercée au-dessus du pli de l'aine du même côté occasionnait un peu de douleur. Un certain empâtement se manifesta vers ce point, et puis l'enflure du membre augmenta. On reconnut de la fluctuation indiquant un foyer purulent assez superficiel : une petite incision fut pratiquée, qui donna issue à quelques cuillerées de pus de bonne nature. Cependant, malgré tous les moyens généraux et locaux qui furent employés, les accidents augmentèrent au point de donner de vives inquiétudes. Le volume du membre inférieur gauche devenait de plus en plus considérable, avec douleur à la pression sur le trajet des vaisseaux. L'enflure gagna le bassin, un peu d'œdème se montra vers les malléoles du pied droit; un ensemble très-fâcheux de symptômes généraux ne tarda pas à se développer, et la malade succomba trois semaines après son accouchement.

A l'ouverture du corps on trouva ce qui suit : dans la région iliaque gauche, au niveau du rebord du petit bassin, on remarqua une surface d'un gris noirâtre sur le trajet des vaisseaux iliaques. Ayant incisé sur ce point le péritoine, qui n'offrait pas de traces évidentes d'inflammation, on mit à nu la veine iliaque, laquelle était dilatée et remplie presque en entier par un caillot d'un rouge jaunâtre, granuleux, consistant. Cette concrétion qui se prolongeait, en bas, dans la veine crurale, en haut, jusque dans la veine cave inférieure, se retrouvait dans les veines hypogastriques et leurs divisions. En dehors de la veine iliaque gauche, vers son milieu, existait un foyer contenant du pus d'un gris rougeâtre, et paraissant communiquer avec la cavité de la veine. On ne trouva rien de remarquable dans les vaisseaux ni dans les ganglions lymphatiques. »

Une fille de 18 ans, bien constituée, avait éprouvé, quinze jours avant son entrée à l'hôpital, de l'engourdissement et de la douleur dans le membre abdominal gauche; il s'y joignit de la tuméfaction, qui occupa d'abord la partie inférieure et qui envahit successivement le reste du membre. Bientôt elle eut de la fièvre, de la soif, etc., et fut obligée de garder le lit. Lorsqu'elle arriva on observa une fièvre intense, de la soif, de la chaleur à la peau, de l'abattement, du subdelirium; les narines étaient pulvérulentes, la langue rouge sur les bords; il existait une diarrhée légère, mais très-peu de douleur à l'abdomen. Le membre abdominal gauche est enflé dans sa totalité et offre un volume presque double du membre droit; l'enflure est élastique et douloureuse à la pression. L'état fébrile dura une douzaine de jours environ, puis il se dissipa presque complétement, et la malade put user de quelques aliments; mais l'état du membre affecté restait absolument le même. Tout à coup le membre abdominal droit devint douloureux, se tuméfia, prit une couleur violacée, et la malade parut retomber dans son premier abattement. Ces nouveaux symptômes furent notés par moi à la visite du soir. Toute la nuit se passa au milieu des plaintes et des cris, et, le lendemain, la tuméfaction avait encore augmenté ; mais les téguments n'étaient plus violets, le membre droit avait l'aspect et le volume du membre gauche. La maladie fut à peine enrayée par des sangsues et des topiques émollients, la faiblesse fit des progrès rapides, et la mort eut lieu deux jours après l'extension de l'inflammation au membre droit.

A l'autopsie, on constata que la veine iliaque gauche était oblitérée dans toute son étendue par un caillot jaunâtre, qui faisait, pour ainsi dire, corps avec les parois du vaisseau : ces parois étaient hypertrophiées et très-résistantes. La veine iliaque droite était aussi oblitérée, l'espace d'un pouce environ à sa réunion avec la précédente; mais le caillot paraissait récent, il était rougeâtre, dur et adhérent aux tuniques du vaisseau, lesquelles étaient rouges et épaissies. Ce caillot récent paraissait se continuer avec le caillot plus ancien qui remplissait l'iliaque du côté gauche. Toutes les veines placées au-dessous des points oblitérés étaient gorgées de sang. (Observation communiquée par M. Beau, du bureau central.)

Le 7 mars 1837, cinq jours après un accouchement difficile, depuis lequel la fièvre n'a pas discontinué, Mme D***, lymphatique et sanguine tout à la fois, est prise d'un engourdissement et d'une douleur qui semblent partir de la fosse iliaque gauche et s'étendent dans l'aine, la cuisse, le jarret et le mollet. La malade n'a pas de lait, les lochies coulent modérément, mais elles sont puriformes, d'une odeur très-forte, et le bas-ventre est sensible à la pression. Le lendemain une enflure considérable s'est emparée de l'aine, de la cuisse et de la grande lèvre correspondante: il y a presque impossibilité de mouvoir le membre. La peau est d'un blanc mat, chaude, tendue, douloureuse à la pression, et elle ne garde pas l'impression du doigt; mais c'est surtout sur le trajet des gros vaisseaux que tous ces caractères sont prononcés: là, en effet, la pression est presque insupportable, et l'on sent une corde noueuse qui laisse peu de doute sur la nature de la maladie.

Un traitement antiphlogistique énergique, dont les saignées générales et locales faisaient la base, diminua notablement les symptômes; mais il survint une pleuropneumonie sourde (à gauche), que la faiblesse de la malade ne permit pas d'attaquer convenablement, et la mort eut lieu le 20 dans la nuit, au milieu des accidents qui caractérisent la fièvre dite *de résorption*.

A l'ouverture du corps, je trouvai dans la plèvre gauche beaucoup de sérosité, et dans le poumon du même côté de ces petits abcès qui ont été si bien décrits par MM. Cruveilher, Blandin, Dance et par mon pauvre ami Maréchal. (Je passe sous silence les détails de ces lésions, quelque intéressantes qu'elles puissent être d'ailleurs.)

Le membre abdominal droit, disséqué avec soin, ne présente rien de notable dans aucune de ses parties.

Le tissu cellulaire du membre gauche est infiltré d'une grande quantité de sérosité transparente : il ne renferme pas de foyers purulents, non plus que les muscles. Les vaisseaux lymphatiques sont sains ; les ganglions de l'aine ont beaucoup plus de volume que dans l'état normal, mais ils résistent à la pression et ne sont point friables. La veine crurale est sensiblement diminuée de volume ; elle adhère fortement à l'artère dans toute son étendue. Ses tuniques sont de beaucoup épaissies et l'interne est tapissée d'une fausse membrane, qui renferme un caillot sanguin assez résistant. Ces altérations, qui se prolongent dans la veine fémorale profonde, se continuent par en haut dans les veines iliaque externe et iliaque primitive, jusque dans la veine cave ; mais à partir de l'iliaque interne, qui elle-même est le siége d'une vive inflammation, le caillot a changé d'aspect : il a perdu sa consistance, et il est remplacé par un pus lie de vin, qui sans aucun doute a dû pénétrer dans la circulation.

L'utérus s'élève au-dessus des pubis, son tissu est mou et se déchire très-facilement. La face interne est couverte d'un liquide sanieux et fétide, surtout dans sa moitié gauche, où l'on retrouve dans des végétations saillantes les traces de l'implantation du placenta. En pressant le tissu de l'organe dans les points correspondants à ces végétations, on en fait sortir beaucoup de pus, lequel vient évidemment de la cavité des veines, car un stylet est facilement introduit dans l'orifice de ces vaisseaux. J'ai alors disséqué avec soin le lacis formé par les veines dans la moitié gauche de la matrice, j'ai suivi leur trajet, et me suis assuré que l'inflammation productrice du pus contenu dans leur intérieur, s'était propagée jusqu'au tronc même de la veine hypogastrique.

Je crois que des faits si décisifs, auxquels j'en pourrais ajouter plusieurs autres également de mon observation personnelle (1), achèveront de prouver à l'académie que la *Phlegmatia* n'est autre chose *qu'une phlébite plus ou moins étendue*. Mais, pour ceux qui conserveraient quelque incertitude, voici de nouvelles preuves encore, et tout aussi concluantes.

Si la *Phlegmatia* et la phlébite ne sont qu'une seule et même maladie, il doit forcément y avoir entre elles identité de causes et de symptômes: eh bien! nous allons voir que l'analyse des faits de la science répond affirmativement à cette question.

Étiologie. Les causes de la *Phlegmatia* sont *prédisposantes* et *déterminantes*. Parmi les premières il faut citer d'abord la grossesse, l'accouchement, le défaut d'allaitement ou la suppression brusque de cette fonction, et dans les deux sexes, les maladies des organes contenus dans le bassin.

1° *La grossesse.* L'utérus, dans les derniers temps de la gestation principalement, gêne tellement la circulation veineuse du bassin qu'il en est résulté plus d'une fois la rupture de la veine hypogastrique. J'en ai sous la main plusieurs exemples. Mais cette gêne n'a pas seulement pour effet d'irriter localement les vaisseaux, (irritation qui se manifeste par plusieurs incommodités pour lesquelles les médecins sont journellement consultés); elle produit souvent la dilatation variqueuse des veines et l'œdème des extrémités inférieures. Or cet état des membres doit être

______

(1) Tout le monde appréciera pourquoi, dans une question très-controversée, j'ai surtout rapporté des faits observés par d'autres que par moi.

considéré comme une prédisposition à la *Phlegmatia*. Le deuxième mémoire de Puzos sur les *dépôts laiteux* contient trois observations de cette maladie faites par lui sur des femmes grosses, et, il y a deux ans, j'ai donné des soins à une dame qui fut affectée de la *phlegmatia* à son sixième mois de grossesse.

2° *L'accouchement*. Il faut que la *Phlegmatia* ait avec l'accouchement des rapports de causalité bien intimes pour que beaucoup d'auteurs l'aient nommée l'*œdème des femmes en couches*. D'où naissent ces rapports? Des conditions d'anatomie et de physiologie pathologiques dans lesquelles se trouve la femme en accouchant et après l'accouchement. J'ai combattu l'opinion de White en tant qu'il attribuait la *Phlegmatia* à la rupture des vaisseaux lymphatiques du bassin, déterminée par la pression de la tête pendant l'accouchement : mais le fait de la pression est incontestable en lui-même, et cette pression s'exerce non-seulement sur les vaisseaux lymphatiques, mais aussi sur les veines. Or cette nouvelle cause d'irritation qui n'est, à vrai dire, que l'exagération de celle dont j'ai énoncé les effets dans le paragraphe précédent, doit être prise en sérieuse considération. En effet, presque tous les auteurs ont constaté que la *Phlegmatia* attaque plus rarement le membre abdominal droit que le gauche, c'est-à-dire celui sur lequel se passe l'effort du plus grand nombre des accouchements. C'est ainsi que chez les trois malades de M. Velpeau, l'enfant était venu en première position, c'est-à-dire l'occiput correspondant à la cavité cotyloïde gauche. Mais il est une autre cause bien plus active encore. Dance, qu'on a si souvent occasion de citer, dit dans sa thèse inaugurale : (1) « Il me pa-

______
(1) Pag. 20.

raît très-probable qu'après l'accouchement, même le plus naturel, il s'établit toujours un travail inflammatoire quelconque à la surface interne de la matrice; mais que ce travail, contenu dans de justes bornes, fait partie des suites naturelles de l'accouchement, et ne doit point être considéré comme une maladie, mais comme une prédisposition à la maladie. Les lochies purulentes, en effet, ne supposent-elles pas l'existence d'une sorte de catarrhe utérin? »

On lit dans le mémoire sur la phlébite utérine du même auteur : (1) « Dans cette histoire de la phlébite utérine sera comprise en partie celle de la métrite, car ces deux affections existent le plus souvent en même temps, soit que l'inflammation s'étende des veines au tissu de la matrice, ou réciproquement. Mais nous insisterons particulièrement sur la phlébite, parce qu'elle se propage quelquefois jusque dans les grandes veines, le propre de l'inflammation des veines étant de s'étendre de proche en proche, quelquefois à une distance considérable. »

M. Ant. Danyau professe les mêmes opinions que Dance ,et en 1829, il imprimait ce qui suit dans son essai sur la métrite gangreneuse : (2) « L'altération des veines de l'utérus peut ne pas s'étendre au delà du viscère, ou bien, parcourant leurs branches, se prolonger jusqu'à la veine hypogastrique, jusqu'aux veines ovariques, et même jusqu'à la veine cave inférieure. »

Enfin dans l'article *Phlébite* du Dictionnaire de médecine et chirurgie pratiques, M. Cruveilher, après avoir esquissé le tableau le plus fidèle de la femme en couches, s'exprime ainsi: (3) « Si l'on examine les

(1) Arch. de médec., tome 16, pag. 475.
(2) Pag. 13.
(3) Pag. 663.

veines utérines après l'accouchement, on voit que toutes les veines qui répondent à l'insertion du placenta et qui constituent une sorte de tissu érectile, sont remplies de caillots sanguins adhérents ; que la phlébite adhésive est tantôt limitée aux cotylédons utérins, c'est-à-dire à la surface mamelonnée qui répondait à l'insertion du placenta ; tantôt étendue des cotylédons aux veines utérines et ovariques, et même assez souvent aux veines hypogastriques, aux veines iliaques externes et aux veines iliaques primitives. La phlébite adhésive des cotylédons utérins est une suite inévitable de l'accouchement, de même que l'inflammation adhésive des veines qui occupent la surface d'une plaie. »

Comprend-on maintement que dans la plupart des cas de *Phlegmatia* puerpérale, mais particulièrement dans ceux rapportés par M. Robert Lee ou par moi-même, les accidents de cette maladie aient été précédés de symptômes d'inflammation du côté de l'utérus, et que la nécroscopie ait fait voir une inflammation des veines utérines et de la veine iliaque interne en même temps que l'inflammation des veines iliaque primitive et iliaque externe ? N'est-il pas plus que probable que l'inflammation de ces dernières n'a été que l'extension de l'inflammation des premières, et dois-je insister plus longtemps sur la valeur d'un semblable fait pour prouver non-seulement que la *Phlegmatia* des nouvelles accouchées n'est qu'une phlébite iliaco-crurale, mais encore que toutes les causes d'inflammation pour l'utérus sont autant de causes de la *Phlegmatia* ?

3° *Le défaut d'allaitement ou la suppression brusque de cette évacuation*, même plus d'un an après la couche, prédispose certainement à la *Phlegmatia*. Puzos, Levret, et depuis eux beaucoup d'observateurs ont mis cette vérité hors de doute. Moi-même j'en ai vu deux exemples. Il est peut-être difficile d'expliquer autrement que par le mot vague de sympathies, la congestion qui s'opère dans les vaisseaux du bassin après la suppression d'un allaitement qui a duré plusieurs mois, au milieu des apparences de la meilleure santé ; mais il n'en est pas de même lorsque cette évacuation n'a pas eu lieu ou a été supprimée peu de temps après l'accouchement. En effet, l'établissement de la lactation n'est véritablement qu'une métastase naturelle et normale, c'est-à-dire le transport, sur les mamelles, des liquides qui ont nourri l'enfant pendant sa vie intra-utérine. Si ces liquides ne sont pas employés à la lactation, ils restent dans l'économie, et se portent de préférence dans les parties vers lesquelles la nature les avait dirigés pendant si longtemps ; avec d'autant plus d'entraînement d'ailleurs qu'ils y sont appelés encore par le travail de cicatrisation qui s'y opère alors : *ubi stimulus, ibi fluxus.*

4° *Maladies des organes contenus dans le bassin ou des parties environnantes.* C'est encore à la facilité avec laquelle se propage l'inflammation dans la membrane interne des veines qu'il faut attribuer la *Phlegmatia* que l'on voit survenir chez les femmes affectées de maladies de l'utérus. Cette espèce de *Phlegmatia*, qui a été décrite par MM. Cruveilher et Olivieri, a été observée plusieurs fois aussi par M. Robert Lee, et M. Troussel (1) en cite un exemple fort remarquable survenu à la suite d'une opération pratiquée par M. Amussat pour l'extraction d'une tumeur développée dans les parois de la matrice. Enfin il existe des observations de *Phlegmatia* déterminée par un cancer vaginal, par la présence pro-

____

(1) Revue Médicale, août 1840.

longée d'une sonde dans la vessie pour une maladie de la prostate, par des affections organiques du rectum, par la dyssenterie et par des escarres gangréneuses du sacrum. De tous ces faits je ne rapporterai que le suivant, observé par M. Trousseau en 1826, dans les salles de M. Esquirol, à Charenton.

Un militaire aliéné et paralytique succomba à une maladie aiguë du poumon. Depuis longtemps il avait des escarres gangréneuses au sacrum et les membres inférieurs œdémateux; mais comme il était dans une profonde démence, il ne se plaignait jamais, et l'on attribuait l'enflure des membres à l'influence de l'inflammation chronique du cerveau. A l'autopsie on trouva, outre des altérations considérables dans le cerveau et dans les poumons, les veines du bassin, celles des membres abdominaux et la veine cave jusqu'au niveau des veines émulgentes dans l'état décrit plus haut (Voy. p. 54).

Causes déterminantes. Il n'est pas rare de voir la *Phlegmatia* survenir sous l'influence seule des causes qui viennent d'être passées en revue, et sans que les malades se soient livrés à aucune imprudence appréciable; mais, le plus souvent, c'est l'absence des précautions exigées par l'état puerpéral, ce sont des écarts de régime, mais surtout le froid et l'humidité qui en déterminent le développement. Aussi est-elle bien moins fréquente dans la classe aisée que dans la classe pauvre, et, parmi les femmes qui vont accoucher dans les hôpitaux, on ne l'observe guère qu'à leur sortie de ces maisons, c'est-à-dire, lorsque les soins hygiéniques dont elles ont été entourées jusque-là, viennent à leur manquer. Au milieu du grand nombre de faits que je pourrais rapporter à l'appui de cette vérité, je citerai les suivants : Puzos a vu une nouvelle accouchée être prise d'un œdème douloureux pour s'être assise sur le gazon pendant une promenade (1). M. Mercier, de Rochefort, cite un homme jeune chez lequel des applications d'eau froide faites sur le scrotum et la partie supérieure des cuisses, pour arrêter une hémorrhagie abondante, déterminèrent la *Phlegmatia* (2).

On lit dans l'ouvrage de M. Robert Lee (3) qu'un ouvrier robuste, et habitué aux ouvrages de peine, fut attaqué de cette maladie après avoir travaillé pendant deux jours de suite dans un fossé où il avait de l'eau jusqu'au genoux.

Enfin, nous avons vu plus haut que chez le comte de Liverpool, c'était un courant d'air froid qui avait causé la maladie (4).

Une dernière cause efficiente de la *Phlegmatia*, et une des plus fréquentes, quoiqu'elle ait été longtemps méconnue, ce sont les plaies et la ligature des veines. Nous avons vu qu'une opération, pratiquée par sir A. Cooper sur la veine saphène pour des varices, fut suivie de l'inflammation des tuniques de ce vaisseau et de tous les symptômes de la *Phlegmatia*.

On trouve dans l'article *Phlébite* du *Dictionnaire des sciences médicales* (5), par MM. Breschet et L. Villermé, l'observation suivante de M. Travers :

« Chez un homme à qui on faisait la ligature de l'artère crurale, pour une tumeur anévrismale au jarret gauche, il survint une hémorrhagie par une petite plaie de la veine fémorale. On arrêta cet écoulement de sang en embrassant la veine par un ruban de fil. Du dixième au quinzième jour après l'opération, le malade se plaignit de douleurs au toucher

(1) 1er Mémoire sur les dépôts laiteux, pag. 354.
(2) Journal général de médecine, tom. 35, pag. 263.
(3) Observ. 57.
(4) Pag. 43.
(5) Tom. 41, pag. 345.

entre l'arcade crurale et la plaie, et dans la direction des vaisseaux fémoraux. Cependant son état resta assez satisfaisant jusqu'au vingt-cinquième jour. A cette époque, le pouls prit de la fréquence, on remarqua un changement notable dans la physionomie, et le membre offrit un engorgement œdémateux. Le malade s'affaiblit et mourut le trente-deuxième jour après l'opération.

« A l'examen du cadavre, on trouva le membre, et principalement la jambe et le pied, œdémateux ; la veine fémorale, ainsi que la crurale profonde, étaient remplies par une matière qui adhérait à leurs parois. La membrane interne du premier de ces deux vaisseaux était recouverte d'une fausse membrane, et ses parois, vers sa partie inférieure, adhéraient entre elles. Cette veine ne contenait rien qui ressemblât à du sang ; toutes ses membranes étaient très-épaissies, et sa capacité diminuait graduellement jusqu'à la plaie, où elle était complétement oblitérée. L'inflammation adhésive s'était étendue de la surface interne de la veine fémorale, jusqu'à l'iliaque et à la bifurcation de la veine cave. Cette dernière était aussi enflammée, mais la phlegmasie n'avait produit ni lymphe ni pus. La surface interne de la veine iliaque offrait la même apparence que celle de la fémorale. La veine iliaque du côté droit n'était pas affectée. »

A ces deux faits, je n'ajouterai qu'une observation, qui m'a été donnée par un élève fort distingué de la Maternité, M. Ducray.

« Marie Détrilleux, âgée de 34 ans, était accouchée de son premier enfant le 3 août 1840, et avait été saignée au bras le lendemain pour une douleur continue dans la fosse iliaque droite, accompagnée d'un état fébrile. Le 8, la malade commença à accuser un engourdissement dans le bras où la saignée avait été pratiquée et où l'élève sage-femme avait laissé la pointe de sa lancette. Un petit point dur se faisait sentir sur le tendon du Biceps. Le pouls était à 108. Le 10, une douleur très-vive s'est emparée de la région deltoïdienne ; le pli du coude, le trajet des veines ne donnent rien d'anormal à l'exploration, pas même de la douleur ; le pouls est à 104, fort et dur ; le soir il s'éleva à 128. Le 11, la tuméfaction a envahi la moitié supérieure du bras droit ; cette partie est pâle, excessivement sensible à la plus légère pression, au plus léger mouvement. Le creux sus-claviculaire, également douloureux, présente de l'empâtement ; on ne sent rien d'anormal sur le trajet des veines. De nombreux sudamina ont apparu au creux de l'aisselle et sur le devant du thorax.

Le 12, le gonflement s'étend jusqu'à la main, qui a été envahie la dernière. Tout le membre est pâle, excessivement douloureux.

Le 14, l'avant-bras est beaucoup moins tuméfié ; le gonflement persiste au bras et à l'épaule, mais ces deux parties sont moins tendues et conservent l'impression du doigt.

Le 15, l'œdème a disparu complétement à l'avant-bras, mais il persiste au bras et à l'épaule. Engourdissement du bras, qui n'est d'ailleurs douloureux que lorsqu'on le remue.

Le 17, dévoiement, hébétude, réponses lentes, peau soride sur le bras droit.

Le 20, le bras et l'épaule sont presque entièrement détuméfiés, mais il y a un profond affaissement, une somnolence continuelle. Du râle sous-crépitant s'entend à la base des poumons : le pouls est à 144, la respiration à 44. Le soir, subdelirium, pouls si rapide qu'on ne put le compter. Respiration à 52.

Le 21, mort à 10 heures du matin.

Autopsie. Dans le sinus latéral gauche de la dure-mère existe un caillot dense qui adhère à ses parois.

Les points correspondants du cerveau et du cervelet sont affectés d'un ramollissement rouge.

De distance en distance la veine céphalique, qui avait été ouverte dans la saignée, est remplie de caillots denses et fermement adhérents à ses parois. La veine basilique et les veines humérales profondes sont également oblitérées par des caillots fermes. En examinant ces caillots on voit qu'ils sont canaliculés, et la pression fait sortir du pus de leur canal central. Il n'existe aucune rougeur sur les parois de ces vaisseaux, mais elles sont épaissies et ressemblent à celles de l'artère humérale.

Le tissu cellulaire sous-cutané du membre est infiltré d'une sérosité incolore qui remonte jusque sur les côtés du col.

Au-dessous du muscle deltoïde, entre ce muscle et la capsule humérale, existe un large foyer de pus blanc, bien lié, qui a pénétré aussi dans la gaîne de la longue portion du muscle biceps. L'articulation scapulo-humérale est remplie de pus. Il a fusé dans la fosse sous-scapulaire, etc.

Les ganglions axillaires sont pâles, mais ils ont acquis le volume de grosses noisettes.

Les vaisseaux lymphatiques des parois de la matrice sont injectés de pus. »

Description de la Phlegmatia. Ainsi que plusieurs auteurs, mais surtout Gardien et M. Cruveilher l'ont reconnu, la *Phlegmatia* affecte les membres supérieurs comme les membres inférieurs : mais de même que l'inflammation de la veine saphène ne produit pas les mêmes accidents que l'inflammation du tronc veineux iliaco-crural, de même il faut distinguer l'inflammation des veines superficielles du bras de l'inflammation du tronc axillo-brachial. Il ne doit, il ne peut y avoir identité de symptômes entre la *Phlegmatia* du membre supérieur et celle du membre inférieur, que lorsque l'inflammation a son siége dans les veines analogues, ou du même ordre. Ainsi l'inflammation des veines céphalique ou basilique déterminera au bras les mêmes accidents que l'inflammation des veines saphènes au membre inférieur, et il en sera de même de la phlegmasie du tronc axillobrachial par rapport à la phlegmasie du tronc iliacocrural. Maintenant, si l'on réfléchit que la plupart des phlébites du membre supérieur reconnaissent pour causes des lésions plus ou moins directes sur les veines superficielles, tandis que nous avons établi qu'aux phénomènes relatifs à la reproduction, à la grossesse, à l'accouchement et aux maladies de la matrice sont liés plus des trois quarts des inflammations des veines iliaques et crurales, on s'expliquera la différence que présente souvent la *Phlegmatia* du membre supérieur comparée à celle du membre inférieur. J'ajouterai, comme dernier argument, qu'aussitôt que l'inflammation des veines basilique ou céphalique s'est propagée aux veines profondes, dès lors il y a identité parfaite de symptômes entre la maladie du bras et celle de la cuisse. C'est ce que met hors de doute la dernière observation que je viens de rapporter, et plusieurs autres qui ont été recueillies, dans ces derniers temps, à l'hôpital de la Charité.

Cela posé, c'est-à-dire, étant reconnu que la *Phlegmatia* a son siége dans les mêmes organes et se dessine par les mêmes traits au membre supérieur qu'au membre inférieur, il faut distinguer dans les deux membres une *Phlegmatia* que j'appellerai *superficielle*, eu égard à l'ordre ou à la position des veines enflammées, et une *Phlegmatia profonde*, qui dépend de l'inflammation des veines profondes ou principales du membre. Cette distinction, qui n'est pas plus subtile que celle de l'angioleucite en superficielle et en profonde, que celle de la pleurésie par rapport à la pneumonie, et de la méningite par rapport à la céphalite, n'aura pas seulement pour avantage de simplifier la description des symptômes, elle aura beaucoup d'influence sur le traitement; et d'ailleurs elle seule peut rendre raison des différences d'aspect des parties affectées.

Symptômes locaux de la Phlegmatia profonde dans les deux membres (1). Une douleur plus ou moins vive se fait sentir ordinairement à la base du membre, souvent même plus haut, quelquefois dans un ou plusieurs des points de son étendue. Vingt-quatre ou quarante-huit heures après l'invasion de cette douleur on voit le membre se tuméfier : le gonflement s'établit ordinairement de haut en bas (2) à la cuisse, il s'étend aux parties sexuelles extérieures du côté affecté et envahit rarement celles du côté sain (3). La peau, particulièrement à la face interne du membre, est le plus souvent chaude, tendue, luisante, presque toujours d'un blanc mat : à la partie supérieure du membre il est rare qu'elle garde l'impression du doigt, à moins que l'enflure n'ait déjà diminué; mais, vers la partie inférieure, cela se voit assez souvent. On sent, dans la fosse iliaque ou dans l'aisselle, de la plénitude, de la résistance, du gonflement; on y excite, par la pression, une douleur

(1) Je regrette que l'expression de *dépôt laiteux* dont se servent constamment *Puzos* et *Levret*, ne me permette pas de reproduire la description si exacte que donnent de la maladie ces deux excellents observateurs, lesquels la décrivaient bien longtemps avant *White*, et ont bien mieux que lui pourtant dessiné ses traits caractéristiques.

(2) Ce qui pourtant est loin d'être constant, puisque dans plusieurs observations rapportées plus haut, il a commencé par le pied.

(3) *Ch. White* croyait que le gonflement dans la *Phlegmatia* n'envahissait jamais les parties sexuelles du côté sain; mais *Hull* et *Struve* ont vu des cas dans lesquels les deux grandes lèvres étaient tuméfiées, quoique le mal n'occupât qu'un seul membre.

plus ou moins aiguë. Plus bas et tout le long des vaisseaux profonds, la douleur est quelquefois plus vive encore, et lorsque cette douleur et le gonflement le permettent, le doigt de l'observateur y rencontre presque toujours (1) une espèce de corde dure et noueuse (2). A ces symptômes, si l'on ajoute la difficulté douloureuse de remuer le membre malade et le besoin de le tenir à demi fléchi, afin de détendre et de relâcher les parties enflammées, on aura les caractères ordinaires de la *Phlegmatia profonde.*

La *Phlegmatia superficielle*, tant que l'inflammation n'a pas gagné les veines profondes et principales du membre, diffère de la précédente par les caractères suivants : 1° elle reconnaît très-souvent pour causes des lésions extérieures qui agissent plus ou moins directement sur les veines, et dont les traces sont ordinairement apparentes ; 2° le gonflement, dont elle s'accompagne, est toujours moins considérable, plus local, et il ne commence pas par la partie supérieure du membre, mais bien dans un des points de son étendue, d'où il gagne la partie inférieure ; 3° au lieu de la pâleur mate qui a frappé Puzos, Levret et White dans la *Phlegmatia* des femmes en couches, la peau présente des rougeurs (3) comme

---

(1) Je dis *presque toujours*, car chez la malade de M. Ducray *le trajet des veines n'offrait rien d'anormal à l'exploration, pas même de la douleur*, et à l'autopsie, on trouva néanmoins les traces les moins contestables d'une phlébite.

(2) Ces nodosités sont produites par le coagulum qui se trouve dans la veine, qui la distend au niveau des valvules, et auquel s'ajoute l'épaississement des parois du vaisseau. Une observation publiée dans le Journal des Progrès (tome 14, pag. 205) ne laisse pas de doute à cet égard. Mais elles dépendent quelquefois aussi de l'engorgement des ganglions lymphatiques, et quelquefois d'indurations partielles du tissu cellulaire, comme nous l'avons vu plus haut.

(3) Voy. Alloneau, Journal complém. du dictionn. des sciences médicales, tom. 38, p. 10.

érythémateuses, qui dessinent assez bien le trajet des veines enflammées, ou qui présentent des irrégularités que M. Breschet a décrites dans l'article *Phlébite* du Dictionnaire de médecine en 21 vol. Rien, au reste, ne varie comme l'étendue et la nuance de ces rougeurs. Ainsi, en Angleterre, on a décrit sous le nom de *Phlegmatia cœrulea dolens* un cas dans lequel la peau était bleuâtre ; 4° au toucher les téguments sont plus chauds, mais moins tendus, et par cela même ils se laissent plus facilement déprimer par le doigt ; 5° ce n'est pas sur le trajet du tronc axillo-brachial ou iliaco-crural, mais bien le long des veines superficielles que se fait sentir principalement la douleur provoquée par la pression, et que l'on rencontre la corde noueuse si caractéristique de la phlébite ; 6° enfin les mouvements du membre sont moins difficiles et moins douloureux.

Tels sont les symptômes qui différencient la *Phlegmatia superficielle* de la *Phlegmatia* ordinaire des auteurs. Mais il est vrai de dire que l'inflammation des veines superficielles d'un membre se propage en général très-rapidement aux veines profondes et principales, et alors la maladie se complique des symptômes qui appartiennent à la *Phlegmatia profonde*, comme on l'a vu déjà dans le fait rapporté plus haut de M. Ducray, comme on va le voir encore dans les deux observations suivantes, où la maladie est survenue à la suite de la phlébotomie : la première appartient à M. A. Laënnec (1) ; en voici l'extrait :

« Une femme en couches venait d'avoir aux membres inférieurs un engorgement qualifié *d'œdème actif des nouvelles accouchées,* lorsqu'après avoir été saignée, elle eut au bras gauche (le bras piqué) le même gonflement œdémateux, lequel était si doulou-

(1) *Revue Médicale*, 1828, tom. 4, pag. 27.

reux qu'il était impossible de remuer le membre sans faire pousser à la malade des cris aigus. Elle succomba.

« A l'autopsie, une incision pratiquée sur l'épaule du côté malade (M. Laënnec ne fit pas disséquer les membres inférieurs) donna issue à près d'une pinte de pus, qui avait pénétré dans tous les muscles environnants et entourait l'articulation : la capsule articulaire était ouverte, et la membrane synoviale d'un rouge très-vif. — La veine brachiale était distendue. Incisée suivant sa longueur, elle offrait à son intérieur une concrétion d'un blanc rose sale, qui la remplissait exactement sans adhérer cependant à ses parois, et autour de laquelle il restait encore un peu de sang liquide. Cette concrétion, qui se continuait dans les divisions de la veine, présentait elle-même à son centre un canal de près d'une ligne de diamètre, qui était plein de pus. La membrane interne de la veine était partout d'une pâleur remarquable. »

Sous le nom de phlébite, M. Bouillaud a rapporté (1) une observation dont il me suffira de citer quelques lignes seulement pour prouver qu'il ne s'agit d'autre chose que d'une *Phlegmatia* du membre supérieur survenue après l'opération de la saignée.

« Le sixième jour le membre est très-gonflé et présente une rougeur érysipélateuse autour du coude; à travers la peau on sent distinctement les veines dures et comme noueuses. La moindre pression cause de vives douleurs qui se propagent jusqu'à l'aisselle et au bout des doigts, en suivant le trajet des vaisseaux et des nerfs. Bientôt même la souffrance s'exalte au point que le plus petit mouvement du membre

______
(1) *Revue Médicale*, 1825, tom. 2 pag. 76.

devient impossible. »(Certes, ce sont bien là les signes caractéristiques de la *Phlegmatia.*)

« A l'ouverture du corps on trouva toutes les veines du bras malade rouges, épaissies, et contenant, surtout les veines céphalique et cubitale qui avaient été piquées, une matière purulente et sanguinolente d'une odeur fétide. Plusieurs petits abcès étaient disséminés çà et là dans le tissu cellulaire environnant, qui participait à l'inflammation des veines. Cette inflammation se terminait au creux de l'aisselle, dont les ganglions, énormément engorgés, étaient dans un état voisin de la suppuration, etc. »

Les symptômes généraux de la Phlegmatia varient beaucoup suivant que l'inflammation dont ils sont l'expression est simple ou compliquée de la présence du pus dans le sang. Je m'explique : l'effet ordinaire de la phlegmasie d'une veine, c'est l'épanchement dans sa cavité d'une lymphe plastique qui arrête le sang et le convertit en un caillot plus ou moins étendu. Or, ce caillot subit des transformations : tantôt il est résorbé, c'est-à-dire que dépouillé d'abord de sa sérosité, puis de sa matière colorante, ses couches centrales se creusent les premières pour rendre au sang son cours primitif (1); tantôt la fibrine dont il est composé se confond avec les parois de la veine et font de ce vaisseau un cordon désormais impropre à la circulation; tantôt enfin, soit qu'en se désorganisant, cette fibrine acquière la propriété de s'enflammer à son tour, comme le pensent la plupart des observateurs, soit que ses couches extérieures livrent passage au produit d'une sécrétion purulente de la tunique interne de la veine, à l'instar d'un crible capillaire (M. Cruveilher), il se forme à

____

(1) Voir entre autres observations bien connues celle de M. Ribes, article *Phlébite* du dictionn. des sciences médic., vol. 41, pag. 352,

son centre des collections de pus, lequel varie beaucoup pour la couleur depuis le brun foncé jusqu'à
la nuance du pus phlegmoneux.

Mais que devient ce pus? Presque toujours ras-
semblé en foyers qui sont circonscrits par la fibrine
non encore ramollie, ou bien il est résorbé comme
l'est dans certains cas le pus d'un bubon ou d'un
phlegmon qui commence à suppurer ; ou bien il réa-
git sur l'inflammation des parois du vaisseau, et les
détruit pour venir s'épancher dans les parties environnantes (1) ; ou bien enfin, toujours par suite des
progrès de l'inflammation, il rompt la digue de
fibrine qui le séparait de la portion perméable de la
veine, et il se mêle au sang.

Eh bien, de la différence de ces phénomènes résulte
la différence des symptômes généraux de la *Phlegmatia* et leur gravité. Tant que les caillots de la veine
enflammée ne contiennent pas de pus, et même lorsqu'ils en renferment, tant que ce pus n'a pas pénétré
dans le torrent de la circulation, la maladie ne présente que les symptômes généraux qui appartiennent
aux inflammations phlegmoneuses des membres, et
que tout le monde connaît ; encore ces symptômes
sont-ils fortement modifiés par les circonstances dans
lesquelles se trouvent les malades, par leur constitution, leur âge, par les complications qui peuvent
survenir, etc.; à ce point que nous avons vu le sujet
de la deuxième observation de M. Cruveilher n'avoir
pas même de fréquence dans le pouls, tandis qu'au
contraire, chez les nouvelles accouchées la *Phlegmatia* produit presque constamment une fièvre ar-
dente.—Mais lorsque le pus vient à pénétrer dans la
circulation, on voit survenir tous les phénomènes dits

(1) Ainsi qu'on le voit dans l'observation, pag. 55, et dans une
autre de M. Raikem, insérée dans le dictionnaire des sciences médicales, art. *Phlébite*, pag. 354.

de la résorption purulente, la plupart des symptômes de la fièvre typhoïde, accompagnés de douleurs très-vives dans les articulations ; et dans ce cas si les malades succombent, on trouve des épanchements purulents dans les cavités articulaires (1) et de petits abcès dans les poumons, comme nous l'avons vu plus haut.

Diagnostic. Les maladies avec lesquelles on pourrait confondre la *Phlegmatia* sont l'angioleucite, le phlegmon, l'anasarque, l'éléphantiasis.

Des fonctions à peu près identiques et une distribution semblable devaient donner à l'inflammation des veines et à l'inflammation des vaisseaux lymphatiques une grande analogie de symptômes. Aussi ces deux affections ont-elles été pendant longtemps confondues entre elles et le sont-elles par quelques-uns même encore aujourd'hui. Lorsquelles n'existent pas simultanément, voici en quoi elles diffèrent :

L'angioleucite superficielle (d'après M. Velpeau) produit sur les téguments une inflammation érysipélateuse, accompagnée d'une douleur âcre, brûlante et qui s'exaspère par le toucher. Le gonflement du membre est tout à fait local, et ne dépasse pas les limites de l'inflammation. Le doigt ne sent pas de corde noueuse sur le trajet des troncs veineux, ou bien cette corde est fort ténue et très-superficiellement placée. Enfin dans l'angioleucite superficielle il existe presque toujours un engorgemeut inflammatoire des ganglions lymphatiques correspondants.

Évidemment ce sont là des symptômes différents de ceux que j'ai assignés à la *Phlegmatia* superficielle.

Quant à la *Phlegmatia profonde*, elle se distingue de l'angioleucite profonde par l'existence de cette

____

(1) Voy. M. Velpeau et autres.

corde noueuse, et ordinairement fort douloureuse,
qu'on rencontre sur le trajet des veines centrales, par
le gonflement toujours plus considérable et plus général du membre, et par la tension plus grande des
téguments.

Il faut reconnaître, au reste, que dans beaucoup
de cas de *Phlegmatia*, l'inflammation des vaisseaux
et des ganglions lymphatiques vient compliquer celle
des veines : inflammation secondaire, ainsi que je l'ai
dit, et comme symptomatique, mais qui réclame un
traitement analogue à celui de la phlegmasie princi-
pale. Or l'indication curative, voilà ce qui importe
surtout au praticien, dût-il commettre une erreur
sur le siége réel ou la priorité de l'inflammation.

Puisque des hommes comme Ant. Petit et M. Andral ont confondu la *Phlegmatia* avec le phlegmon,
il est nécessaire de bien établir les différences qui
existent entre ces deux affections.

J'ai déjà dit que l'inflammation de la veine princi-
pale d'un membre, qui arrête le retour du sang, entraîne fréquemment, à sa suite, chez les nouvelles accouchées surtout (Dance, thèse inaug., p. 11), la
formation rapide de foyers purulents dans les muscles et le tissu cellulaire, ainsi que M. Cruveilher en
a déterminé dans les phlébites artificielles qu'il pro-
voquait avec des irritants physiques ou chimiques. Ces
foyers purulents, on peut certainement leur donner le
nom de phlegmons, mais il faut reconnaître que ce ne
sont que des phlegmons symptomatiques, qu'ils dépendent d'une maladie qui les a précédés, et qu'ils
sont toujours reconnaissables d'ailleurs à la marche
et aux symptômes de cette maladie; tandis que les
phlegmons essentiels ne présentent ni cordes noueuses sur le trajet des veines, ni un gonflement aussi
étendu du membre.

L'anasarque, qui procède toujours de bas en haut, qui ne s'accompagne pas de douleur, de chaleur et de changement de couleur à la peau, qui garde constamment l'impression du doigt, qui, enfin, reconnaît presque toujours pour cause une maladie organique (laquelle forme obstacle à la circulation), ne paraît guère pouvoir être confondue avec la *Phlegmatia* que par un observateur peu attentif.

J'en dirai autant de l'*Elephantiasis*, qui produit sur les membres une déformation chronique si caractéristique, et qui, d'ailleurs, ne s'accompagne pas plus que l'anasarque des symptômes aigus généraux de la *Phlegmatia*. Cependant plusieurs observations me portent à croire qu'il existe entre ces deux affections des liens de parenté très-intime. L'examen de cette question fera le sujet d'un travail subséquent.

Le pronostic de la Phlegmatia varie : 1° suivant que la phlébite, qui la constitue, est superficielle, profonde, ou superficielle et profonde tout à la fois, c'est-à-dire en raison de son étendue et de l'importance des vaisseaux qu'elle affecte: cela n'a pas besoin d'explication ;

2° Suivant que la maladie attaque le membre inférieur ou le membre supérieur.

Au membre inférieur, quand l'inflammation de la veine iliaque a pour point de départ l'inflammation de l'utérus, ou lorsqu'elle s'étend jusqu'à la veine cave, on la voit souvent se propager dans la veine iliaque du côté opposé, et déterminer dans le membre correspondant une nouvelle *Phlegmatia*, alors même qu'au membre primitivement affecté la maladie paraissait en voie de guérison.

Ce passage de l'inflammation d'un membre à l'autre, signalé par tous les auteurs comme fré-

quent sur les membres inférieurs, je n'en connais
point d'exemple au membre supérieur ; sans doute
parce que la seule cause qui pourrait déterminer
cette extension, la phlegmasie de la veine sous-clavière, entraîne des accidents mortels avant de s'être
propagée jusqu'à la veine cave supérieure. Mais,
même sans cet envahissement de la phlébite, et quoiqu'elle soit limitée aux vaisseaux du bras, il est d'observation que la *Phlegmatia* du membre supérieur
est souvent suivie de la mort ;

3° Enfin, l'état puerpéral, dont je me suis attaché
à faire ressortir les éléments inflammatoires, l'âge,
qui ralentit ou amortit les phénomènes des maladies,
la constitution, le sexe, les conditions de santé et
d'hygiène dans lesquelles se trouvent les malades, ce
sont là autant de circonstances qui doivent être
prises en considération par le praticien pour former
son jugement. Mais il lui faudrait savoir surtout si
les caillots qui oblitèrent les veines, non-seulement
sont très-étendus, mais encore s'ils renferment ou
non du pus, et si ce pus sera résorbé ou pénétrera
dans la circulation : or, ces questions sont insolubles
dans l'état actuel de la science. Il devra donc se
montrer très-réservé dans son pronostic, car si des
cas assez nombreux observés par White aucun ne fut
mortel, la plupart des auteurs, depuis Puzos jusqu'aujourd'hui, sont d'accord sur la gravité de la
Phlegmatia : plus d'une fois l'on a vu mourir des malades qui, deux jours auparavant, ne donnaient pas
d'inquiétude sérieuse.

Le traitement de la *Phlegmatia* doit avoir pour
toute prétention de seconder les efforts de la nature,
car c'est elle qui fait ici tous les frais de la guérison.
Voyons donc quels sont ses procédés pour atteindre
ce but.

Une phlébite étant donnée, j'ai décrit plus haut

les phases successives du caillot qui oblitère le vaisseau affecté, et l'on a vu que la nature a deux voies
pour mener à bien le désordre local. Tantôt elle sup-
prime définitivement la veine en organisant le caillot
et en l'unissant à ses parois, de manière à en faire
une espèce de cordon ; tantôt elle rend le vaisseau à
la circulation en opérant la résorption du caillot,
que ce caillot contienne du pus ou qu'il n'en contienne pas.

Mais quoi qu'il en soit de ces deux issues favorables,
c'est toujours aux vaisseaux collatéraux qu'il est
donné de suppléer la veine malade. Sans ce secours de
dérivation des liquides, un engorgement passif, une
hypérémie mécanique ajouterait ses effets à l'inflammation locale et augmenterait le désordre. Il se passe
donc, dans le réseau veineux du membre, ce qui a
été si bien décrit pour les artères à la suite de l'opération de la ligature ; avec d'autant plus d'efficacité
seulement que les veines sont bien plus nombreuses
et plus extensibles que les artères. Les veines superficielles du membre se dilatent sous forme de cor-
dons bleuâtres ; cette dilatation s'étend aux vaisseaux
correspondants des parois du ventre ou de la poitrine, et c'est évidemment par des voies de nouvelle
formation que s'opère le retour du sang. J'ai vu plusieurs fois ce développement considérable des veines
sous - cutanées , lequel est toujours d'un augure
favorable pour la guérison. La quarante-cinquième
observation de M. Robert Lee en offre aussi un cas
remarquable, et je ne doute pas que les exemples ne
s'en multiplient aujourd'hui que l'attention des praticiens est appelée sur ce phénomène.

Maintenant quels sont les moyens de favoriser ces
résultats? Au premier rang il faut placer la phlébotomie, qui a pour effet principal de limiter l'inflammation et de faciliter le retour du sang en dégorgeant

les vaisseaux qu'elle n'a point envahis. Presque tous les auteurs s'accordent à conseiller ce moyen, mais c'est Puzos et Levret qui l'ont principalement recommandé.

Puzos (1) cite beaucoup de cas dans lesquels il a fait avorter ou dissipé des dépôts laiteux de la cuisse, par la saignée générale répétée une ou plusieurs fois, en raison des forces de la malade : or, mon expérience à ce sujet est entièrement conforme à la sienne, surtout chez les femmes en couches. Qu'on ne se laisse donc pas arrêter par les apparences d'anémie qui sont assez ordinaires après l'accouchement : « Les nouvelles accouchées, a dit Dance (2), pâlissent bientôt et semblent anémiques de prime abord ; leur pouls se resserre facilement et donne les apparences de la débilité, une sorte de langueur répandue sur leur figure et dans leurs mouvements contribue encore à donner le change : toutes circonstances qui peuvent influer sur l'esprit du praticien et lui faire rejeter l'emploi d'un moyen que je regarde comme le principal ; et, à cet égard, j'en appelle à la pratique de M. Husson, mon honorable maître, sous lequel j'ai puisé ces principes pendant deux ans d'exercice à l'Hôtel-Dieu, dans le service des femmes en couches. »

Après la phlébotomie vient la saignée locale, c'està-dire les sangsues, car l'acuité de la douleur s'oppose presque toujours à l'application des ventouses. Les sangsues doivent être appliquées en assez grand nombre, puisqu'elles ont pour objet de désemplir largement les vaisseaux ; il faut les mettre tout le long des veines enflammées, après s'être assuré, autant que possible, du siége précis de l'inflammation, et

(1) Loco citato.
(2) Thèse du doctorat, pag. 14.

l'on ne doit pas balancer d'y revenir, lorsqu'il y a lieu, une ou plusieurs fois, suivant l'âge et les forces du malade.

Les bains généraux, les bains locaux ou les fomentations et les cataplasmes, ont aussi beaucoup d'utilité dans le traitement de la *Phlegmatia*. Les malades doivent être baignés jusqu'à deux fois par jour dans une décoction de racines de guimauve ou de graine de lin et de têtes de pavot; le bain doit être tiède et prolongé. Quant aux applications topiques, comme elles sont destinées à continuer l'effet relâchant du bain, elles seront de la même nature; mais on les fera aussi légères que possible, et on les maintiendra simplement appliquées sur les parties malades sans serrer le membre, car on augmenterait la douleur, et puis il est très-important de ne mettre aucun obstacle à la dilatation des veines superficielles.

Ai-je besoin d'insister sur l'utilité de l'élévation du membre affecté et de son inclinaison sur le tronc, afin de faciliter le retour du sang et, par conséquent, le dégorgement local? C'est là une nécessité du traitement qu'il faut combiner avec le besoin qu'éprouve le malade de laisser la partie endolorie dans une demi-flexion.

Enfin, une atmosphère tiède, l'usage abondant de boissons délayantes qui secondent l'effet de cette atmosphère sur la peau, et si l'état des organes digestifs le permet, l'emploi de purgatifs doux, de manière à obtenir deux ou trois évacuations en vingt-quatre heures, tels sont les moyens que l'on oppose avec le plus de succès à la *Phlegmatia* (1).

Mais, malgré ce traitement, et quoique les symp-

(1) Gardien insiste, avec beaucoup de raison, sur la nécessité d'entretenir chez les femmes en couches l'écoulement du lait et des lochies; son précepte est d'autant plus sage que d'Outrepont a vu disparaître la *Phlegmatia* par suite du retour des règles.

tômes les plus graves de la *Phlegmatia* aient disparu, on voit se prolonger l'enflure du membre pendant un temps assez long, quelquefois même pendant des mois et davantage. Quoi d'étonnant? Une ou plusieurs des veines principales de ce membre sont oblitérées momentanément ou définitivement, et les vaisseaux collatéraux ne suffisent qu'incomplétement encore au retour des liquides. Aussi, si l'on vient à explorer le trajet des veines affectées, et cette exploration est d'autant plus facile à cette époque que le gonflement est moins considérable, on suit la corde noueuse que j'ai signalée plus haut, et l'existence de cette corde ne peut plus laisser d'incertitude sur le point de départ des phénomènes de la *Phlegmatia*.

A cette enflure, qu'il ne faut pas appeler secondaire, puisqu'elle est la suite non interrompue de la maladie, et que la moindre imprudence en peut faire une récidive, comme j'en pourrais citer des exemples avec Alloneau, etc., il est d'usage assez général d'opposer le bandage roulé. Eh bien! je crois que ce moyen a été souvent employé abusivement. Encore une fois, la circulation veineuse, arrêtée dans les troncs principaux du membre, ne peut se rétablir que par le développement des vaisseaux collatéraux, et c'est à ce développement que la nature médicatrice emploie tous ses efforts. Or, la compression pour tous ceux qui se sont rendu compte de son mode d'action ne tend-elle pas directement à neutraliser ces efforts? Je n'hésite donc pas à dire que le bandage roulé est un moyen irrationnel, à quelque époque de la *Phlegmatia* qu'on l'applique, et qu'il doit être sinon proscrit du traitement de cette maladie, du moins employé rarement et avec beaucoup de discernement.

Il n'en est pas de même des excitants topiques, on en obtient assez souvent de bons effets contre cette enflure chronique. Aussi les frictions avec l'onguent mercuriel ou les pommades iodurées, les bains de vapeurs aromatiques, les bains alcalins ou iodurés, les vésicatoires, etc., ont-ils été préconisés tour à tour par les auteurs. Tous ces moyens, en effet, peuvent être d'un grand secours, car ils sont propres à activer la circulation superficielle du membre, mais ils doivent être employés avec sobriété et opportunité.

Quant aux remèdes internes, il faut les choisir parmi ceux qui exercent une révulsion sur les voies urinaires et les organes digestifs. Siébold vante beaucoup, dans ce cas, l'association du calomel avec la digitale, et Boyer attribue à l'ipécacuanha une efficacité telle qu'il en conseille l'usage, même pendant la première période de la maladie, afin d'exciter la transpiration et d'activer la circulation lymphatique des parties malades.

Telle est la marche ordinaire de la *Phlegmatia*, telle est sa terminaison la plus fréquente, lorsqu'elle a été combattue convenablement. Mais sans revenir ici sur l'issue fatale que j'ai indiquée comme la suite presque inévitable de la pénétration du pus des veines enflammées dans la circulation générale, je dois dire que cette maladie entraîne quelquefois après elle des accidents très-graves. De ces accidents, le plus commun, comme on l'a vu plus haut, ce sont les abcès; tous les auteurs sont d'accord à ce sujet, si j'en excepte Ch. White, qui n'a jamais eu occasion d'observer cette terminaison. — Sitôt qu'on a constaté l'existence de ces abcès, et ils se développent particulièrement chez les femmes en couches, il faut se hâter de les ouvrir, et se conformer, du reste, pour le traitement qu'ils réclament, aux sages préceptes de Boyer (1). Les soins les plus éclairés ne suffisent pour-

____

(1) Traité des Malad. Chirurg. *Loco citato.*

tant pas toujours contre cette complication, car John Davis (1) rapporte un cas dans lequel la suppuration nécessita l'amputation du membre.

La *Phlegmatia* a été suivie de claudication, au dire de Mauriceau, de paralysie (Boër, Albers, etc.), d'une difformité permanente du membre (Boër et Casper), de gangrène, suivant Mann : enfin, d'après MM. Triponel et Panien (2), M. Récamier a vu deux fois la *Phlegmatia* dégénérer en *Elephantiasis* : ce qui fortifie l'opinion que j'ai émise plus haut sur la très-proche parenté de ces deux affections.

Reste maintenant la question de savoir si un membre, qui a été le siége de la *Phlegmatia*, peut être affecté une seconde fois.

Hâtons-nous de répondre que le fait de la récidive est prouvé, car Magneven (3) a vu la *Phlegmatia* se reproduire chez la même personne dans quatre couches successives, et toujours sur le même membre, le membre inférieur droit. C'est donc à tort que Ch. White et Sankey (4) ont nié la possibilité des récidives, et ils ne l'auraient certainement pas fait s'ils avaient connu la nature et le véritable point de départ de la *Phlegmatia*. En effet, de tout ce qui a été établi plus haut, il résulte que dans un membre guéri de cette affection la guérison ne s'est opérée qu'au moyen du développement, de la dilatation anormale des vaisseaux collatéraux ou supplémentaires aux veines affectées, et quelquefois par suite de la résorption du caillot qui oblitérait ces dernières. Or, s'il est vrai que l'inflammation attaque d'autant plus facilement un organe, que cet organe jouit d'une plus grande vitalité, et surtout qu'il a été enflammé plus

(1) The London Medical Repository. Juillet 1825.
(2) Collection des Thèses de Paris. 1er juillet 1841.
(3) Froriep's notizen ans dem gebiete der Heilkunde Weimar.
(4) Edinburg Medical and Surgical Journal. X. 1814, pag. 401.

récemment, n'est-il pas évident que dans les veines de nouvelle formation, aussi bien que dans les anciennes, supposé même leur canal entièrement désobstrué, il y aura désormais une grande disposition à l'inflammation. Un médecin ne saurait donc être trop sévère, afin de prévenir une seconde attaque de *Phlegmatia*.

APPENDICE.

Depuis l'époque où j'ai lu ce travail à l'Académie, la *Gazette médicale* a publié dans ses numéros des 20 et 27 avril, et du 11 mai 1844, des observations nouvelles de *Phlegmatia alba dolens*. Ces observations, tout incomplètes qu'elles sont, confirment toutes l'opinion que j'ai dû faire prévaloir, et je pourrais les reproduire ici comme réponse concluante aux objections purement théoriques qui ont été adressées à cette opinion, soit à l'Académie, soit dans la presse. Mais on les trouvera au besoin dans le journal que je viens de citer, et je me borne à rapporter deux faits observés par moi dans le service de M. Fouquier, et dont M. Boudet, son aide de clinique, a bien voulu me communiquer les détails (1).

Première observation. Le 17 janvier 1845 entre à la Charité, salle Sainte Anne, n° 4, la nommée Buisson, d'une taille élevée, ayant la peau colorée, les cheveux châtains, de l'embonpoint et habituellement une bonne santé.

Sa première couche a été exempte d'accidents. Vers le cinquième mois de sa seconde grossesse elle

(1) J'en pourrais donner trois autres, dont un recueilli par mon très-obligeant confrère, *M. Troussel;* mais je les passe sous silence, parce que la guérison des malades ayant eu lieu, le siége réel de l'inflammation n'a pu être constaté d'une manière certaine. Or, dans une maladie dont les symptômes ont été successivement rapportés à plusieurs systèmes d'organes, l'analogie, l'identité même des phénomènes observés pendant la vie n'est point décisive : il n'y a d'argument sans réplique que les preuves cadavériques. Dans ces deux observations, au reste, on trouvera la confirmation, la sanction la plus complète de tout ce qui précède.

a eu les deux membres inférieurs enflés pendant un mois. L'enflure était indolente ; survenue sans cause appréciable, elle disparaissait pendant la nuit et ne s'étendait jamais jusqu'aux cuisses ; elle était plus marquée à gauche qu'à droite.

Cet œdème, qui avait disparu pendant un mois, a reparu il y a trois jours à tout le membre gauche, accompagné de douleurs continues, surtout au mollet, et de sensation de froid.

Hier matin, Buisson a accouché d'un enfant mort à sept mois et demi de grossesse.

Aujourd'hui la peau est moite ; cent pulsations régulières, assez fortes ; battements du cœur normaux ; langue blanchâtre ; anorexie ; soif modérée ; ventre indolent partout, excepté à la région des reins ; urines naturelles ; écoulement rougeâtre peu abondant par la vulve ; pas de sécrétion laiteuse. Rien du côté de la tête.

Le membre inférieur gauche est deux fois gros comme l'autre, d'une couleur légèrement rosée. Il existe une douleur lancinante avec sensation de froid à la partie interne de la cuisse et au mollet. La pression est douloureuse dans toute l'étendue du membre, mais principalement à l'aine ; la douleur est presque nulle au pied. Pour produire une dépression, il faut enfoncer le doigt fortement et longtemps ; on sent un cordon dur, mobile, douloureux au toucher, sur le trajet des gros vaisseaux cruraux, à leur partie supérieure.

Le 19 (sixième jour de la maladie, quatrième jour depuis l'accouchement), malgré une saignée locale abondante, la douleur de la cuisse n'a pas diminué, mais il y a moins de dureté ; pouls dur, raide, à cent vingt ; pas de selles ; gonflement et picotement dans les seins.

Le 21 une saignée de trois cents grammes et de

l'eau de Sedlitz ont amélioré l'état de la malade : douleur moindre à la cuisse, disparue à la jambe; cent deux pulsations; il y a eu un peu de sommeil pendant la nuit; les seins sont durs, douloureux.

Le 23, la cuisse est plus douloureuse que ces deux derniers jours.

Le 25, hier et avant-hier on est revenu à la saignée et à l'eau de Sedlitz, et on a commencé l'usage des diurétiques, mais la douleur du membre n'a pas diminué, elle est vive à l'aine et au genoux; aussi la malade n'a-t-elle pas dormi de toute la nuit ; le pouls est à cent douze.

Le 26, rougeur vive avec tension, douleur, chaleur à la partie supérieure et antérieure de la cuisse; même gonflement du pied et de la jambe; le pouls est à cent vingt; la malade a eu plusieurs défaillances pendant la nuit.

Le 28, vingt-cinq sangsues et des cataplasmes émollients n'ont apporté aucune amélioration à l'état du membre.

Le 29, la rougeur et la tension de la cuisse ont beaucoup diminué; le visage est meilleur; il y a eu du sommeil pendant la nuit.

Le 29 au soir, la malade est affaissée, elle a de la fièvre; elle éprouve un malaise extrême.

Le 30 au matin. Buisson a eu hier dans la soirée une douleur très-vive à la partie inférieure et postérieure droite de la poitrine; elle n'a pas dormi de toute la nuit, tant elle avait de dyspnée et de malaise; elle a vomi ce matin de la bile presque pure. A l'examen de la poitrine, on trouve de la matité, du souffle bronchique, de la broncophonie à la partie postérieure droite du thorax.

A la visite du soir, la dyspnée est extrême; quarante-huit inspirations par minute; le pouls à cent vingt-quatre, petit; dépressible; face pâle; abattement extrême; la malade s'affaisse rapidement, et meurt dans la nuit.

Autopsie faite le 31 janvier, trente-deux heures après la mort, par un temps assez froid et humide. Le membre inférieur gauche, du double plus volumineux que le droit, est parsemé de nombreuses vergetures violettes, dans l'intervalle desquelles la peau a aussi une couleur violacée.

Dans toutes les cavités du cœur, comme dans l'aorte et l'artère pulmonaire, le sang est difluent, violet, et la membrane interne est teinte d'une couleur analogue.

La plèvre droite est tapissée de fausses membranes minces dans sa moitié inférieure, mais ne contient pas de liquide. Les lobes supérieur et moyen des poumons sont engoués, un peu friables ; le lobe inférieur est splénisé dans l'épaisseur de deux centimètres ; plus loin, il est hépatisé au deuxième degré ; enfin le centre et la partie postérieure du lobe sont infiltrés d'un pus qui ne se fond pas avec les portions de poumon environnantes, et paraît comme cerné au milieu d'elles. Du côté gauche de la poitrine, il n'existe que de la friabilité dans le lobe inférieur du poumon.

(Je passe sous silence les détails relatifs aux organes digestifs : je dirai seulement que les veines du foie sont violacées, et que le foie, la rate, les reins sont très-mous et friables; les reins surtout offrent une injection violette très-prononcée autour des cônes tubuleux.)

L'utérus est volumineux; sa cavité est remplie d'un putrilage infect, et l'on trouve au fond un fragment du placenta, gros comme le pouce, ramolli et adhérent.

Ovaires sains ; symphyses du bassin saines ; la veine cave inférieure est saine également. Les veines iliaque primitive, iliaques interne et externe du côté gauche sont dilatées et contiennent des caillots mollasses, sanieux, adhérents ; la veine crurale a le volume du doigt médius et elle est de même remplie de caillots pultacés qui varient du gris au noir.

La veine saphène interne est un peu dilatée ; elle contient du pus phlegmoneux près de son embouchure dans la veine crurale.

Tous les affluents de la veine crurale, la fémorale profonde, les articulaires, les circonflexes, les veines du jarret, de la jambe, sont distendues par des caillots friables, adhérents, grisâtres ou rougeâtres. La paroi veineuse est violacée partout, mais elle n'est notablement altérée nulle part.

L'artère iliaque externe est rouge à sa face interne ; elle est plissée fortement, sa membrane interne a disparu totalement dans une petite partie de son étendue.

Les muscles sont pâles, sains du reste. La graisse, le tissu cellulaire sont hypertrophiés considérablement, mais sans œdème notable et sans altération appréciable.

Deuxième observation. La femme Renard, âgée de 39 ans, entre à la Charité le 20 mai 1845. Depuis cinq ans elle y a été traitée à plusieurs reprises pour un diabète, qu'elle dit être survenu lors de la suppression de vomissements bilieux très-abondants. Malgré son dernier séjour à l'hôpital, la soif et les urines ont continué à être excessives.

Cette femme a eu trois enfants. Pendant sa dernière grossesse, elle a beaucoup souffert d'une enflure considérable des jambes, et son ventre était énorme.

Il y a dix-neuf jours qu'après un travail de trente-six heures, elle a été accouchée, par le forceps, d'un enfant très-volumineux, qui est mort presque en naissant. Le gonflement des seins n'a duré que deux jours, mais les lochies ont coulé convenablement, quoique des affusions froides eussent été faites sur la région hypogastrique.

Renard assure que depuis son accouchement elle a constamment de la fièvre, de la diarrhée de temps en temps, et une toux très-forte avec expectoration. Enfin, quoiqu'elle ait gardé le lit et la diète, elle éprouve de la dysphagie et des douleurs à l'isthme du gosier, accompagnées de vents et d'aigreurs.

A son entrée à l'hôpital, le pouls est petit, serré, de 124 à 130 pulsations; les battements du cœur sont petits, assez clairs; la respiration est gênée, et la malade offre tous les caractères d'une bronchite capillaire. Il existe une stomatite dont les produits couenneux recouvrent toutes les parties de la bouche. Le ventre, distendu par des gaz, est douloureux dans toute son étendue. Mais c'est surtout dans la région hypogastrique que la pression provoque de la douleur, et là on sent une résistance qui donne un son mat à la percussion dans l'espace de trois travers de doigt en hauteur, et jusqu'à la partie moyenne du ligament de Fallope transversalement. Au toucher, on trouve le col de l'utérus dirigé en arrière, dur et très-sensible.

La cuisse, la fesse et la malléole interne du côté gauche sont le siége d'un œdème considérable. Tout le membre est affecté d'engourdissement et douloureux à la pression, surtout au pli de l'aine, où les doigts rencontrent, dans la direction des gros vaisseaux, un cordon dur, roulant, qui n'est autre chose que la veine fémorale. Semblable cordon existe un peu plus en dedans; c'est évidemment la veine saphène interne distendue, laquelle ne dépasse pas le tiers moyen de la cuisse.

Le 22, la malade a rendu six litres d'urine sucrée

et purulente. Elle souffre beaucoup de la cuisse gauche et d'une inflammation de la face interne des grandes lèvres.

Le 23, le membre malade est très-volumineux, très-tendu. La bouche va mieux.

Le 24, il existe un réseau veineux à l'aine et au genou.

Le 26, les réseaux veineux se dessinent davantage encore. Renard a bu cinq pots de tisane et a rendu quatre litres d'urine. Elle a du râle ronflant dans la poitrine et une expectoration opaque.

Le 28, moins de douleur dans la cuisse gauche, moins de fièvre. Mieux général.

2 juin. Hier soir la malade a éprouvé un redoublement de douleur, de gonflement et de chaleur au jarret et à la jambe.

Du 3 au 6, même état.

Le 8, il est survenu des vomissements bilieux.

Renard est obligée de quitter l'hôpital pour des affaires de famille.

Elle y rentre le 15 juin, et à la visite du lendemain on constate que la phlébite a envahi le membre inférieur droit. La cuisse est énormément tuméfiée, et les téguments sont parsemés soit de veines dilatées, soit de taches violettes qui sont formées par des réseaux capillaires très-développés. A sa partie supérieure, principalement sur le trajet des gros vaisseaux cruraux, il existe une douleur non circonscrite. Depuis huit jours il n'y a pas eu de selle.

Le 19, le membre abdominal gauche est presque aussi œdémateux que le droit.

Le 21, la douleur continue dans la cuisse droite. Urines involontaires.

Le 23, douleur excessive sur le trajet des troncs vasculaires du côté droit. Pouls petit, peu fréquent.

Le 25, la cuisse reste dans le même état, mais le

pouls s'affaiblit notablement. La soif a diminué beaucoup, et les urines dans la même proportion; seulement elles sont rendues involontairement. Pas de selle depuis cinq jours.

Le 27, l'œdème et la douleur de la cuisse droite subsistent au même degré.

Le 29, l'œdème des membres inférieurs s'est accru, et il s'étend à toute la vulve. On note une rougeur violacée sur la cuisse droite. Il existe de l'anasarque dans la paroi abdominale du côté sur lequel la malade est couchée; il y a un peu d'ascite. Enfin, les bras et les avant-bras, surtout aux environs des coudes, qui sont leurs points le plus déclives, sont également envahis par l'anasarque avec desquammation de l'épiderme par larges plaques. Ventre resserré. Un vomissement bilieux.

3 juillet, un peu moins d'enflure.

Le 4, l'anasarque du membre thoracique droit a disparu. Du côté gauche elle a gagné le poignet. Une épistaxis assez abondante a eu lieu ce matin. Pouls très-petit, visage profondément altéré, nausées presque continuelles. Les urines sont peu abondantes.

Le 5, il y a eu hier deux vomissements, et la stomatite a reparu avec force.

Le 6, la sécrétion couenneuse de la bouche est confluente. Le pouls s'affaiblit.

Le 7, même état. Renard meurt dans la soirée.

Autopsie faite trente-six heures après la mort par un temps très-chaud et très-sec.

La moitié supérieure du corps est très-amaigrie : les membres inférieurs sont très-fortement œdématiés.

Dans la cavité thoracique, rien qui ait trait à la *Phlegmatia alba dolens*.

Le foie est volumineux, anémique et un peu gras.

Les reins offrent des altérations considérables et très-curieuses par rapport au diabète. J'en réserve la description à M. Boudet.

La veine cave inférieure est oblitérée par un caillot long de deux pouces environ près de sa bifurcation. Ce caillot fibrineux se continue dans les veines iliaques primitives, iliaques externes, crurales, et leurs divisions jusqu'au niveau de la malléole interne : il adhère fortement aux parois de ces derniers vaisseaux, à ce point qu'on ne peut l'en détacher ; mais il est libre dans la veine cave. Au reste, dans aucun point de son étendue les veines ne nous ont paru épaissies ni indurées.

Les deux membres présentaient les mêmes altérations ; seulement la veine saphène du côté droit était oblitérée par le caillot, tandis que celle du côté gauche ne l'était pas. Cette circonstance pourrait expliquer, jusqu'à un certain point, la différence de tuméfaction remarquée pendant la vie entre les deux membres.

FIN.

www.ingramcontent.com/pod-product-compliance
Ingram Content Group UK Ltd.
Pitfield, Milton Keynes, MK11 3LW, UK
UKHW022320070726
13614UKWH00002B/845